大学生健康教育系列教材

护理健康教育

HULI JIANKANG JIAOYU

梁珍红　编著

科学出版社
北京

内 容 简 介

护理健康教育是一门通识选修课程，面向高校学生开课，在提升高校学生通识教育的整体水平方面发挥着重要的作用。

本教材的编写注重基础护理知识的讲解，将学生必须掌握的内容列为重点，与此同时，在每章的章首及章末设有与本章内容紧密相关的临床模拟情境病案导入和临床模拟情境讨论，以此形式导入与总结全章知识点，力求让学生运用护理理论和护理技术，对有关个人及家庭常见的健康问题做出判断与处理，实现初步的自我护理，以提升个人、家庭的健康水平及生命质量。本教材适合高校学生阅读使用。

图书在版编目（CIP）数据

护理健康教育 / 梁珍红编著. —北京：科学出版社，2019.11

ISBN 978-7-03-061726-2

Ⅰ. 护… Ⅱ. 梁… Ⅲ. 护理学－健康教育学－继续教育－教材 Ⅳ. ①R47 ②R193

中国版本图书馆 CIP 数据核字（2019）第 121153 号

责任编辑：池 静 / 责任校对：王 瑞
责任印制：李 彤 / 封面设计：铭轩堂

科学出版社 出版
北京东黄城根北街16号
邮政编码：100717
http://www.sciencep.com

北京中石油彩色印刷有限责任公司 印刷

科学出版社发行 各地新华书店经销

*

2019 年 11 月第 一 版 开本：787×1092 1/16
2021 年 7 月第三次印刷 印张：8 1/4
字数：211 200

定价：39.00 元

（如有印装质量问题，我社负责调换）

前　言　QIAN YAN

护理健康教育是一门面向高校学生开课的通识选修课程，在提升高校学生通识教育的整体水平和质量方面发挥着重要的作用。随着科学技术、经济、文化的不断发展，人民生活水平、卫生水平和科学文化水平不断提高，人口结构、疾病构成、医学模式、健康概念、卫生需求等发生了巨大变化。人们对生存和生命的价值越来越重视，对卫生保健、身心素质的要求越来越高，而医疗护理的服务局限在医院已很难满足广大人民群众对卫生保健的需求。本课程主要针对有关个人及家庭最常见的健康问题，向大学生传授简单、实用、易学的护理理论与技术，对有关个人及家庭最常见的健康问题实现初步的自我护理，达到促进个人及家庭健康、预防疾病、促进康复、减轻痛苦的目的，最终提升个人及家人的健康水平。

本教材在编写中强化“三基”，突出重点，强化学科人文精神。为了便于学生学习和理解，将常用操作技术用表格的形式进行描述，并加以要点说明；另外，编写时在每章的章首及章末设有与本章内容紧密相关的临床模拟情境病案导入和临床模拟情境讨论，以此形式导入并巩固全章知识点，力求让学生能运用护理理论及护理技术，对有关个人及家庭常见的健康问题进行判断、处理并最终予以解决。

限于编者的能力水平，书中若有疏漏之处，恳请使用本教材的教师、学生及临床护理工作者批评指正。

梁珍红

2019年1月

目录 MU LU

第 1 章 休息与睡眠

临床模拟情境病案导入 患者，程某，女，33 岁。已婚，机关干部。患者在家沐浴时无意间发现乳房外上方有一个硬块，经门诊检查诊断为乳腺癌，收入院，拟行手术治疗。患者对乳房切除手术一时难以接受。

情境：次日凌晨，晚班护士在巡视病房时发现该患者在床上辗转反侧，并向当班护士要安眠药。

讨论题：如果你是值班护士，请分析判断该患者主要存在什么护理问题？应该采取哪些护理措施以解决患者存在的护理问题？（请结合影响休息与睡眠的因素、促进休息与睡眠的护理措施进行讨论）

休息是人类最基本的生理需要，适当的休息使机体维持在良好的健康状态。患者常常需要更多的休息，以减少消耗，有利于精力和体力的恢复。因此，评估护理对象休息的状况，降低疾病对休息的影响，是护理人员的重要职责之一。

第一节 休　　息

休息是指在一定时间内相对地减少活动或改变当前的活动方式，使人身心放松，消除或缓解疲劳，恢复精力和体力的过程；是一种精神放松、没有焦虑且身心平静的状态。

休息并不意味着不活动，不像人们通常认为的那样，只有坐下来或躺下来才是休息。休息的形式多种多样，获得休息的方法因人而异，没有一个简单的定义能概括所有人的休息方式。休息包括运动后的静止，阅读、看电视，或工作中的短暂停止等。又如，对从事脑力劳动的人来说，他的休息方式可以是散步、打球、跑步等体力活动；而对于从事这些活动的运动员来说，他的休息反而是读书、看报、听音乐等脑力活动。在休息的各种形式中，睡眠是最常见也是最重要的一种。

一、休息的意义

休息是人体的基本生理需要，不仅影响人的生理状况，而且会影响人的心理、情绪、记忆力、注意力等，同时对身体的康复也起着十分重要的作用，因此休息不论是对健康人还是对患者来说，都具有非常重要的意义。具体表现为：①休息可以缓解或消除人体的疲惫，促进体力和精力的恢复，保持健康的体质；②休息可以维持机体生理调节的规律性，促进机体正常的生长发育；③休息可以减少消耗，促进机体蛋白质的合成及组织修复；④休息可以提高治疗效果，促进机体康复。

二、休息的条件

不论哪种形式的休息，都必须具备使心身放松的先决条件，才能保证休息的质量。

1．生理上的舒适　生理上的舒适，对于促进放松有重要的作用。因此，对患者而言，去除不适的来源，减轻不适的感觉，如控制疼痛，对提高休息的质量有相当重要的作用。此外，满足个体的卫生、保暖等需求也可以提升个体的舒适程度。

2．心理上的安宁　个体的心理状态直接影响到休息的质量。由于情绪激动、焦虑紧张而造成的失眠屡见不鲜。住院患者会由于多种原因而产生焦虑和忧郁，此时，护理人员可通过与患者的良好沟通，来缓解患者情绪，帮助其达到心境平和、安宁的状态。

4．适宜的环境　医院环境是影响患者休息的重要因素之一。环境中的空间、温度、湿度、光线、色彩、空气、声音等对患者的休息有不同程度的影响。护理人员应全面考虑这些因素，积极为患者营造一个和谐、舒适的环境。

3．充足的睡眠　睡眠的时长和质量是影响休息的重要因素。充足的睡眠可促进个体精力和体力的恢复，尤其在患者康复过程中，睡眠更具有十分重要的作用。虽然每人每天所需要的睡眠时长因人而异，但都有最低限度的睡眠时长，满足了一定的睡眠时长时患者才能得到真正的休息。否则患者常会表现为紧张、不安和全身疲倦，在这种情况下难以达到身心的放松状态。

第二节　睡　　眠

睡眠是与觉醒交替循环的生理过程，是各种休息形式中最重要、最自然的方式。睡眠是一种周期发生的知觉的特殊状态，由不同时相组成，对周围环境可相对不做出反应。人的一生中有1/3的时间用在睡眠上，人们可通过睡眠消除疲劳，更好地恢复精力和体力，从而以良好的觉醒状态从事劳动或其他活动。对于患者来说尤其需要充足的睡眠以促进机体康复。

目前认为睡眠是由位于脑干尾端的睡眠中枢控制的，是中枢神经系统内发生的主动过程。睡眠中枢向上传导冲动，作用于大脑皮质（也称上行抑制系统）使人入睡，而位于脑干上端的网状结构上行激动系统控制觉醒，从而调节睡眠与觉醒的相互转化。

一、睡眠的时相

睡眠时相的研究多根据睡眠发展过程中脑电图、眼电图和肌电图的监测来进行。人们发现，在睡眠的不同阶段，脑、眼睛和肌肉的活动处于不同的水平，依据其活动特点，基本可以将睡眠分为两种时相状态：非快速眼动（non-rapid eye movement，NREM）期睡眠和快速眼动（rapid eye movement，REM）期睡眠，这两种时相又被称为慢波睡眠和快波睡眠。

1．非快速眼动期睡眠　此期表现为慢眼球运动、瞳孔缩小、全身肌肉放松，但还有一定的张力。根据睡眠由浅入深，非快速眼动期睡眠又分为4期。

第一期：过渡期，是从清醒到入睡的过渡阶段。此期为时很短，只维持几分钟，是所有睡眠期中最浅的一期，很容易被唤醒。脑电波呈现低电压 α 节律，频率为8～12次/秒，节律不均匀，生理活动开始减缓，生命体征与新陈代谢逐渐变慢，全身肌肉开始松弛。

第二期：进入中等深度的睡眠，睡眠程度逐渐加深，但仍然容易被唤醒。此期持续20～30分钟，脑电波为宽大的梭状波，频率为14～16次/秒，呼吸、心搏变慢，体温下降，肌肉逐渐放松。

第三期：熟睡期，难以唤醒。此期持续 15～30 分钟。此期肌肉完全放松，脑电波呈现梭状波与 δ 波交替，呼吸均匀，心搏缓慢，体温、血压下降。

第四期：深睡期，极难被唤醒。此期身体完全松弛，无任何活动，脑电波呈现慢而高的 δ 波，频率为 1～2 次 / 秒，基础代谢进一步下降，垂体前叶生长激素分泌增多，蛋白质的分解减少，人体受损组织愈合加快，夜尿和梦游都发生于此期。

2．快速眼动期睡眠　此期会出现间断的阵发性表现，如眼球快速运动，同时有心排血量增加、血压上升、心率加快、呼吸加快而不规则等交感神经兴奋的表现。各种感觉功能进一步减退，肌肉几乎完全松弛，脑电波呈现去同步化快波。

尽管 REM 期垂体前叶生长激素分泌减少，但脑内蛋白质合成加快，故认为它与幼儿神经系统的成熟有密切的关系，而且它有利于建立新的突触联系，从而促进学习记忆活动，因此，REM 睡眠对促进个体精力的恢复是有利的。有人认为，剥夺 NREM 睡眠不利于个体体力的恢复，而剥夺 REM 睡眠，则会破坏个体的智力和知觉。睡眠中两种时相变化对比，见表 1-1。

表 1-1　睡眠中两种时相变化对比

项目	NREM 期睡眠	REM 期睡眠
脑电图	第一期：低电压 α 节律，频率为 8～12 次 / 秒	去同步化快波
	第二期：宽大的梭状波，频率为 14～16 次 / 秒	
	第三期：梭状波与 δ 波交替	
	第四期：慢而高的 δ 波，频率为 1～2 次 / 秒	
眼球运动	慢的眼球转动或没有	阵发性的眼球快速运动
生理变化	呼吸、心率减慢且规则，血压、体温下降，肌肉逐渐松弛，感觉功能减退	感觉功能进一步减退，肌张力进一步减弱，有间断的阵发性表现
合成代谢	人体组织愈合加快	脑内蛋白质合成加快
生长激素	分泌增加	分泌减少
功能	有利于个体体力恢复	有利于个体精力恢复

二、睡眠的周期

人的睡眠是周期性发生的，而睡眠本身也由几个周期组成（图 1-1），个体平均每晚要经历 4～5 个时长为 80～120 分钟，平均时长 90 分钟的睡眠周期。

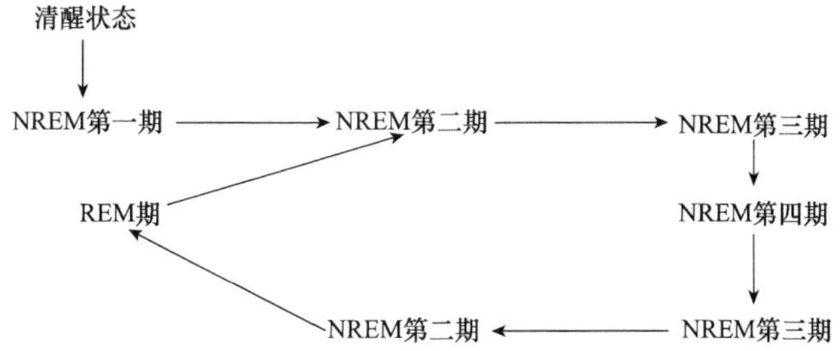

图 1-1　睡眠周期

睡眠周期的数量取决于个体的总睡眠时长。在每一个睡眠周期中，每一时相所占比例会随着睡眠的进行而有所改变。在刚入睡时，NREM 第三期、第四期占睡眠周期的绝大部分，而 REM 期则较为短暂；随着睡眠的进行，NREM 第三期、第四期缩短，而 REM 期延长。在最后一个睡眠周期中，REM 睡眠可达到 60 分钟。不是所有个体都经历同样的睡眠阶段。有些人在进入 REM 期睡眠前在 NREM 第二期、第三期和第四期之间有短期的波动。此外，随着年龄的增长，睡眠各阶段所占的比例也有变化。

第三节　影响睡眠的因素

睡眠的问题常常不是由单一因素造成的。生理、心理和环境等许多因素都可影响睡眠的数量和质量。

一、影响因素

（一）生理因素

1．年龄　年龄是影响睡眠需要量的重要因素，年龄越小所需的睡眠量越多，随着年龄的增长，人的睡眠需要量逐渐减少。此外，随着年龄的增长，睡眠深度也逐渐降低。

2．内分泌变化　妇女月经期常有嗜睡的现象，更年期妇女常因情绪变化而影响睡眠。

3．疲劳　适度的疲劳有助于入睡，但过度疲劳则会导致无法入睡。

4．昼夜性节律　人们在长期的社会生活中已形成了昼夜性节律。当正常人因时差、轮班等原因导致昼夜性节律被扰乱时，会影响睡眠。

5．食物和热量摄入　晚餐吃得过多、过于油腻或辛辣会导致消化不良继而影响睡眠。睡前喝咖啡或饮酒常会导致失眠。此外，牛奶、干酪和肉类食物中存在一种天然蛋白质——*L*-色胺酸，有助于人们的睡眠。

6．寝前习惯　不少人在睡前会有些例行活动的习惯，如洗热水澡、听音乐、阅读书报等，如果这些行为被改变，就有可能影响睡眠。

（二）心理因素

由疾病的压力或其他生活中的矛盾和困难所造成的恐惧、焦虑、悲哀、激动、紧张等情绪状态都会影响睡眠。如无法入睡，或出现睡眠周期中经常觉醒或睡眠过多的现象。持续性的情绪应激可导致不良睡眠习惯的形成。

（三）病理因素

引起疼痛、躯体不适（如呼吸困难）或情绪问题（如焦虑或失望）的任何疾病都能引发睡眠问题。患者可能在入睡或维持睡眠上都会出现问题。例如，甲状腺功能亢进者入睡较困难；呼吸系统疾病常会阻碍睡眠；冠心病患者睡眠时常频繁发生觉醒和睡眠时相的改变，同时睡眠各阶段的比例有明显变化；高血压患者常出现早醒和疲乏；在膀胱功能减退的老年人或心脏病、糖尿病、尿道炎或前列腺炎患者中，频繁的夜尿也会干扰睡眠和睡眠周期。

（四）环境因素

睡眠的物理环境可对睡眠的发动和保持产生重要影响。良好的通风，柔和的光线，适宜的温、湿度和安静的环境通常是高品质睡眠所必需的。此外，床的大小、软硬度、稳定性和位置也会影响睡眠的质量。

（五）其他因素

1. 药物影响 一些广效性的药物（如安眠药、镇静药、镇痛药等）会影响入睡及睡眠时间。应用利尿药可能会因引起夜尿增多而影响睡眠。此外，酒精和咖啡因也会影响睡眠，酒精可加速入睡，但会干扰 REM 睡眠；咖啡因通常会延迟入睡，并导致夜间觉醒。

2. 体育锻炼 睡前几个小时进行适度的体育锻炼，可使肌肉放松，有助于睡眠，但剧烈的运动反而会影响睡眠。

二、睡 眠 失 调

睡眠失调是指如不治疗可导致夜间睡眠受到干扰的状况，并造成失眠、睡眠中或夜间被唤醒后运动或感觉异常及白天过度睡眠的结果。睡眠失调主要分为 3 类：睡眠障碍、类睡状态和与精神障碍有关的睡眠失调。睡眠障碍是睡眠失调的主要类型，其中失眠在人群中最为常见。

（一）失眠

失眠是一种个体长期存在入睡和维持睡眠困难（如多醒、多梦、睡不深、早醒）或低质量睡眠的症状。依据引发失眠原因的有无，失眠可分为原发性和继发性。它可能是生理或心理疾病的信号，在女性中发生频率较高。

人们可能因情境性应激（如家庭、工作或学习方面的问题，倒时差，患病或丧亲）而发生暂时性失眠。这种失眠可能多次发生，但两次发作间期患者能够睡得很好。暂时性失眠引起的担心和焦虑会加重失眠，并可能发展成为长期睡眠不足。失眠患者的脑电波呈现 NREM 第三、第四期睡眠减少，即深睡减少，因此即使入睡，醒后仍会感觉困乏、疲倦，并伴有沮丧和忧虑。

（二）发作性睡病

发作性睡病是指不可抗拒地突然发生的睡眠，并伴有猝倒、睡眠瘫痪和入睡幻觉，是一种特殊的睡眠障碍。其特点是不能控制的短时间嗜睡，发作时患者可由清醒状态直接进入快波睡眠，睡眠与正常睡眠相似，脑电图也呈正常的睡眠波形。一般睡眠程度不深，易唤醒，但醒后又入睡。一天可发作数次至数十次不等，持续时间一般为 10 余分钟。单调的工作、安静的环境及餐后更易发作。猝倒是发作性睡病最危险的并发症，约有 70% 的患者在发作时会出现猝倒，发作时意识清晰，因躯干及肢体肌张力突然低下而猝倒，常导致严重的跌伤，一般持续 1～2 分钟。猝倒的发作常因情绪急剧变化，如过度兴奋或悲伤引起。发作性睡病属于快波睡病障碍，医护人员应正确认识和处理发作性睡病，不应将患者视为懒惰、不负责任或情绪不稳定。

（三）睡眠呼吸暂停

睡眠呼吸暂停是一种以睡眠期间发生的自我限制、10 秒以上没有呼吸的睡眠失调。临床上表现为时醒时睡，并伴有动脉血氧饱和度下降、低氧血症、高血压和肺动脉高压。此外，由于上呼吸道和胸腔的高负压会刺激迷走神经继发性地引起心动过缓或心率减慢，严重时会导致心搏骤停，因此有研究者认为睡眠呼吸暂停是导致许多在凌晨不明原因死亡的患者的死因。它有 3 种类型：中枢性、阻塞性和混合性。混合性睡眠呼吸暂停包含了前两者所具有的特征。阻塞性睡眠呼吸暂停是由于某些局部解剖结构的异常，如鼻中隔异常、鼻息肉、下颌结构异常或扁桃体肥大诱发。睡眠时，由于咽部肌肉或结构松弛，张力降低，为了确保气流能够持续进出呼吸道，上呼吸道和胸腔内的负压增加，但同时空气交换的阻力也增加，在打鼾或喘息加大负压的情况下，发生了上呼吸道萎陷，造成睡眠呼吸暂停。因此睡眠呼吸暂停常出现在严重的、频繁的、用力打鼾或喘息之后。由于睡眠期间用力呼吸常造成从深睡眠转入第二期睡眠，从而导致深睡眠受到严重干扰。睡眠呼吸暂停患者最常见的主诉是白天过度睡眠。患有严重睡眠呼吸暂停的人可因白天嗜睡而干扰其日间活动。目前认为中枢性睡眠呼吸暂停由中枢神经系统功能紊乱造成，可能是与快波睡眠有关的脑干呼吸调控功能失调所致。研究表明，睡眠呼吸暂停是心血管疾病的危险因素之一，与高血压之间存在因果关系。

（四）睡眠剥夺

睡眠剥夺是睡眠时间和睡眠时相的减少或损失。在实际生活中，睡眠剥夺是许多人尚未认识到的一种常见公共健康问题，目前的研究发现，大约有 1/3 以上的人因睡眠剥夺而罹患嗜睡。疾病（如发热、呼吸困难或疼痛）、情绪应激、药物、环境干扰（如频繁的护理）及因轮班制工作而改变睡眠时间都可导致睡眠剥夺。住院患者，尤其是监护病房的患者，容易发生外源性和昼夜节律性睡眠紊乱，从而导致睡眠剥夺。医护人员因长时间工作和轮班，尤其容易发生睡眠剥夺。个体对睡眠剥夺的反应差别很大。患者可产生多种生理和心理症状。症状的严重性常与睡眠剥夺的持续时间有关。对睡眠剥夺最有效的治疗措施是去除或纠正干扰睡眠模式的因素。护士在识别可治性睡眠剥夺问题中能起到重要作用。

（五）类睡状态

类睡状态是儿童多见的睡眠问题。年龄较大孩子的类睡状态包括梦游症、夜惊、梦魇、夜间遗尿和夜间磨牙等。如果成人发生这些问题，则提示睡眠失调比较严重。有效的治疗措施很多，但最重要的是支持患者，保证其安全。例如，梦游者对周围环境无意识且反应迟钝，因此很容易跌倒。护士应轻轻地唤醒他们，并把他们领回床上。

第四节　促进睡眠的护理

一、休息睡眠评估

协助患者获得最佳的睡眠，以达到康复的目的是护士的重要职责之一，护士应全面运用睡眠的知识，评估患者的睡眠状态，收集与患者睡眠的形态和习惯有关的资料，如每天需要的睡眠时间、通常何时入睡，有无午睡及午睡的时间，就寝前有无特殊习惯，多长时间能入睡、入睡后是否易醒及打鼾，夜间醒来的时间、次数和原因，晨起后觉得体力和精力恢复得如何等，并了解以往是否有过睡眠失调的健康问题。此外要询问患者此次患病有无影响睡眠的身心不适，还需了解患者情绪状态、治疗计划和用药情况。对于有睡眠问题的孩子，可以从其父母处收集关于孩子睡眠模式的资料。患者的期望也是护理评估的内容之一。护士应细致评估患者睡眠的需要，经常询问患者对睡眠的期望。在详尽地收集和分析资料的基础上制订个体化的护理计划。

二、增进身体舒适度

人体只有在舒适和放松的前提下才能保持正常的睡眠，因此，护士应积极采取措施从根本上消除影响患者睡眠的因素。与家中的床相比，医院病床通常较硬，而且长、高、宽均不相同。为了使患者放松，护士应保持床铺清洁、干燥且位置放置舒适。一些遭受病痛折磨的患者需要促进舒适的特殊措施，如按摩、热敷、支撑性包扎或变换体位、放松关节和肌肉、保证呼吸道通畅、控制疼痛及减轻各种躯体症状等。提供患者个人卫生护理可增进其舒适感，如就寝前行温水浴，协助卧床患者排泄和洗漱，也有助于患者入睡。

三、减轻或解除心理压力

轻松愉快的心情有助于睡眠，而焦虑、不安、恐惧等情绪会影响睡眠，护士要根据评估结果，找出影响患者休息与睡眠的心理因素，通过有效沟通、正确引导，帮助患者消除恐惧、焦虑的情绪状态，恢复平静、稳定的心态，建立对治疗的信心，均有利于提高休息和睡眠的质量。

四、创建良好的睡眠环境

应根据患者的习惯，尽可能为之创造清洁、通风、安静、温湿度适宜、光线幽暗、没有噪音的良好睡眠环境。护士可以将多人合住病室内患者之间的帘子拉上，调暗病室的灯光，有计划地安排护理工作，尽量减少干扰患者睡眠的因素；在查房时要做到走路轻、开关房门动作轻，光源不要直接对着患者，并尽量减少晚间交谈以减少环境对睡眠的影响。

五、建立休息和睡眠周期

针对患者的不同情况，协助患者建立适宜的休息和睡眠周期。患者住院后，原有的休息和睡眠规律常常被打乱。由于日间缺乏足够的活动促使其保持清醒，卧床患者常处于短暂的、不连续的睡眠状态并导致夜间难以入睡，缺少高质量的睡眠。因此，应指导患者日间进行适当的活动，包括运动、娱乐和其他社交活动以保持日间的清醒。同时，尽量保证患者有充足的休息和睡眠时间，在患者睡眠时避免因一些非必需任务而唤醒患者。此外，还应与其他辅助科室合作，协商安排患者的诊断性检查和治疗的时间，以保证患者的休息时间。如果因患者病情需行频繁监测，护士应统筹安排以延长患者的连续睡眠时间。

六、药物治疗的护理

入睡困难应首先考虑其他可促进睡眠的方法，必要时再采用药物治疗，并避免长时间连续用药。护士应帮助服用此类药物的患者了解药物的正确用法、应用的风险和可能的副作用。长期应用抗焦虑药、镇静药或安眠药会干扰睡眠并导致较严重的问题发生。苯二氮䓬类药物是相对安全的一类药，此类药可通过促进中枢神经系统中抑制对刺激产生反应的神经元的活动而产生松弛、抗焦虑和催眠的效果，从而降低觉醒的水平。这类药作为镇静药或安眠药使用时，不会引起普遍的中枢神经系统抑制。这类药物有多种，目前最常用的是地西泮。苯二氮䓬类药物用于未满 12 岁儿童时应慎重，6 个月以下的婴儿禁用。孕妇和哺乳期妇女应避免使用这类药物，因其有导致畸胎的危险并能通过乳汁排泄。老年人因新陈代谢的变化易受到抗焦虑药或安眠药副作用的影响，通常建议使用短效苯二氮䓬类药物。初始剂量应很小，然后根据患者的反应，在一个限定的时间段逐渐加量，但时间应较局限。应告诫患者服药量不要擅自超过处方剂量，尤其在初始剂量疗效不明显的时候。如果老年患者最近从有自制力、行动自主转变为无自制力、行动障碍，有可能与服用苯二氮䓬类药物有关。滥用或大剂量长期使用该类药物可产生耐受性，且停药后可发生反弹性失眠。

七、睡眠障碍的特殊护理措施

对发作性睡病的患者，应选择药物治疗。护士应指导患者学会自我保护，注意发作前兆，防止意外发生，告诫患者禁止从事高空、驾车、水上作业等工作，避免发生危险；对于睡眠呼吸暂停的患者，护士应指导其采取侧卧位，避免压迫气道，保持其通畅。对于此类患者和梦游症的患者，还应注意保证其安全，防止意外发生。

八、健 康 教 育

在社区健康保健机构或家庭中，护士有责任帮助患者发展有益于休息和放松的行为，具体措施包括以下几方面。

1．向患者介绍睡眠的基本生理知识，以协助患者建立正确的认知。

2．建立良好的睡眠习惯。①养成定时就寝及定时起床的有规律的生活习惯。②床只用于睡眠，不躺在床上思考问题，不在床上看报纸、电视或小说，真的有睡意了再上床。③每天适度活动，让身体适度疲劳，但不要在睡前做剧烈活动。④晚餐避免过饱，睡前避免饮用咖啡、茶等含咖啡因的饮品，避免过量饮酒。

3．保持卧室的舒适，如床、灯光、声音、温度、通风、枕头和被褥等。

4．教会患者用放松的方法来改善失眠，可尝试深呼吸等方法，尽可能避免使用安眠药。

临床模拟情境讨论 患者，刘某，男，16岁，高中一年级学生。因精神状态不佳，在家长的陪同下来医院就诊。

情境：患者与门诊接诊护士说话的部分内容如下。

患者：“护士阿姨，我自从上高中后就感觉没精神，浑身没力气。”

护士：“你能告诉我你平时晚上都是什么时候休息的吗？”

患者：“我们寝室平时一般要到晚上11点30分后才能休息，真正睡着要到晚上12点以后了。”

讨论题：根据上述对话请从休息与睡眠的角度分析该患者可能存在的问题。如果你是接诊护士，应如何解决该患者的问题？（请重点结合睡眠的生理、促进睡眠的护理进行讨论）

第2章 活 动

临床模拟情境病案导入 患者，李某，女，60岁，退休工人。患者患肺癌3年余，一直在接受化疗，最近半个月常出现肢体麻木无力、持物不稳、行走不稳、反应迟钝。来院复检，经门诊检查诊断为癌细胞转移到脑组织，收入院，入住康复病区。患者自诉患有糖尿病数年。

情境：上午当康复护师来给该患者做上、下肢康复功能训练时，患者认为她病得那么重，应该多躺在床上休息才能恢复得快，因此不愿意活动，也不愿意配合做康复。

讨论题：

1. 根据该患者的病情及具体情况，责任护士应如何评估患者的活动能力，如何通过训练不断地增进患者肢体的功能？（请结合活动能力的评估及运动对人体功能的影响进行讨论）

2. 针对该患者对活动与疾病康复关系的认识，作为责任护士应如何对她进行有关活动的健康教育？（请结合满足患者活动需要中的健康教育部分进行讨论）

活动是人类最基本的生理需要，适当的活动使机体维持在良好的健康状态。根据患者的病情适当活动，可促进血液循环，减少并发症的发生，有利于患者的身心恢复。因此，评估护理对象活动的状况，解除疾病对活动的影响，帮助患者维持适当的活动，就成为护理人员的重要职责之一。

第一节 概 述

生物体均需要活动，并都有着与生俱来的活动能力。人们通过穿衣、行走、进食、排泄等活动来满足基本生理需要；通过身体活动来维持呼吸、循环、消化及骨骼肌肉的正常功能；通过思维活动可以协助维持个人意识功能和智力发展，防止大脑功能退化；通过学习和工作来满足自我实现的需要。活动对健康的意义具体表现在以下几方面。

（一）生理方面

1. 有利于人体骨骼、肌肉的生长，增强心、肺功能，改善血液循环系统、呼吸系统、消化系统的功能状况，有利于人体的生长发育，提高抗病能力，增强机体的适应能力。

2. 降低儿童在成年后患心脏病、高血压、糖尿病等疾病的几率。

3. 是增强体质的积极、有效的手段之一。

4. 可以延缓人体进入衰老期。

5. 能改善神经系统的调节功能，提高神经系统对人体活动时错综复杂变化的判断能力，并及时做出协调、准确、迅速的反应；使人体适应内、外环境变化，保持肌体生命活动的正常进行。

（二）心理方面

1. 具有调节人体紧张情绪的作用，能改善生理和心理状态，恢复体力和精力。

2. 能促进身体健康，使疲劳的身体得到积极的休息，使人精力充沛地投入到学习和工作中。

3. 舒展身心，有助于消除读书等带来的压力。

4. 可以陶冶情操，保持健康的心态，充分发挥个体的积极性、创造性和主动性，从而提高自信心和价值观，使个性在融洽的氛围中获得健康、和谐的发展。

5. 集体活动项目与竞赛活动可以培养人的团结、协作及集体主义精神。

由此可见，活动是个体维持身心健康的最基本条件之一。患者可能因病导致活动能力下降或丧失，而活动能力的下降或丧失转而又引发更多的身心健康问题，例如被迫卧床不能活动的患者会产生关节僵硬、便秘、压疮等问题；肢体残缺的患者会导致个体的自我概念发生变化，产生自卑、抑郁、敏感等心理问题。因此护士除了要帮助患者很好地休息之外，还要从患者身心需要出发，协助患者适当合理地活动，以预防各种并发症，促进早日康复。

第二节　活动受限的原因及对机体的影响

一、活动受限的原因

对患者而言，由于疾病带来的疼痛与不适，或运动系统及支配其血管、神经的结构的完整性受损，均会影响正常的活动功能。活动受限的常见原因有以下几方面。

（一）疼痛

许多疾病引起的疼痛往往限制了患者相应部位的活动，如类风湿关节炎患者，常因疼痛造成关节活动范围缩小。患者因手术后刀口疼痛而主动或被动地限制活动以减轻疼痛。

（二）运动系统结构改变及损伤

肢体的先天畸形或残障，肌肉、骨骼和关节的器质性损伤，如扭伤、挫伤、骨折等，都必然会导致肢体的活动受限。

（三）神经系统功能障碍

重症肌无力患者，以及脊髓损伤和脑卒中患者，常由于运动神经无法支配相应肌肉而造成躯体的活动受限。

（四）无力

因严重疾病、缺氧和营养不良等引起全身无力导致活动受限。

（五）治疗需要

在治疗疾病时，常需要对患者的活动进行限制，例如某些骨科患者在牵引和使用石膏绷带过程中，被固定的躯干或肢体活动受到限制甚至制动。某些疾病的急性期如心力衰竭或大面积心肌梗死患者须严格卧床，以减少心脏负荷。躁动患者或会伤害自己及他人者，均须使用约束用具等。

（六）精神心理因素

当个人承受的情绪应激超过其适应范围时，就会发生情绪性活动能力下降。例如突然遭受丧子打击的母亲，在一段时间内因极度伤心而无法活动，直至慢慢适应后才能恢复。另外，一些精神病患者，在思维异常的同时伴有活动能力下降，如抑郁症患者等，其正常活动常明显减少。

二、活动受限对机体的影响

由于活动受限，人在生理、心理和社会交往方面都会受到影响，活动受限的程度越大，影响越深。

（一）对运动系统的影响

日常活动有利于维持肌肉的形状与力量、维持关节的灵活性与协调性、维持骨骼的坚固及其支持体重的能力、维持肌肉收缩以促进静脉血液回流，保证细胞营养。对某些患者来说，限制活动的范围和强度是必要的，但如果骨骼、关节、肌肉长期处于活动受限的状态，会导致下列情况的出现。

1．肌萎缩　机体活动完全受限后 48 小时即开始出现肌萎缩，每周肌张力下降 10%～15%，其原因主要是失用和代谢改变。这种萎缩不仅表现为肌肉形态上的变小，还包括其运动功能、强度、耐力和协调性变差。

2．骨质疏松　在生命过程中造骨（成骨）和破骨活动呈动态平衡，如果机体活动完全受限，造骨细胞缺乏刺激，即减少造骨活动，但破骨细胞仍然继续其功能。造骨和破骨功能失去平衡，骨钙严重流失，骨的结构发生改变。同时骨质内的磷和氮也在流失，呈脱矿物质状态。骨质变得稀松、多孔，出现骨压缩或变形而容易发生骨折。

3．关节挛缩　活动受限使某关节长期处于某一位置是发生挛缩的主要原因。尖足、垂腕及髋关节外旋是常见的关节失用挛缩的表现。挛缩早期可通过锻炼和舒展关节纠正，到了晚期，肌腱、韧带、关节囊已发生病变时，挛缩已不可逆，只有通过手术才能纠正。因此护士应重视预防措施，每日定时给患肢进行被动活动，并将患肢摆放在功能位。

（二）对皮肤的影响

长期卧床或躯体移动障碍的患者，对皮肤最主要的影响是形成压疮。

（三）对心血管系统的影响

1．直立性低血压　长期卧床的患者从卧位到坐位或直立位时，往往会感到虚弱、眩晕，甚至发生晕倒等脑缺血的现象，其主要原因是全身肌张力下降，骨骼肌肉收缩时使静脉血回流的能力降低，静脉血液滞留在下半身，使得循环血量减少。同时，由于神经血管反射能力降低，患者直立时，血管不能及时收缩维持血压，机体会出现交感神经兴奋症状，从而出现冷汗、皮肤苍白、烦躁不安等低血压表现。

2．深静脉血栓形成　是静脉的一种急性非化脓性炎症，常伴有继发性血管腔内血栓形成的疾病。病变主要累及四肢浅静脉或下肢深静脉。患者长期卧床，腿部肌肉收缩减少会导致下肢静脉血液淤积。卧床患者常有不同程度的脱水，这会导致血液凝固性增加；此外，卧床患者血液中钙离子浓度增加，也可激活凝血酶原系统，使血液凝固性增加。不恰当的体位或血管受压会造成静脉回流受阻或静脉血管内膜受损，导致血小板聚集在损伤部位，形成血栓，例如侧卧位时两腿交叉，或仰卧位时膝下垫枕等。血栓形成后，会出现肢体疼痛、肢端冰冷苍白，皮肤出现溃疡、水肿等缺血表现，严重时会造成坏疽。深静脉血栓的最主要风险是血栓脱落导致肺动脉栓塞，严重时会引起死亡。

因此，对大手术后、产后或慢性疾病需长期卧床者，应鼓励患者在床上进行下肢的主动活动及体位改变，并做深呼吸和咳嗽动作。术后尽可能早期下床活动，促使小腿肌肉活动，增加下肢静脉回流，以预防深静脉血栓的形成。

（四）对呼吸系统的影响

活动受限对呼吸系统的影响主要表现为限制有效通气和影响呼吸道分泌物的排出，最终导致坠积性肺炎的发生。原因是长时间坐位或卧位会使胸廓扩张受阻，呼吸运动受到限制；加之呼吸肌力量和协调性下降，也使呼吸运动减弱。胸廓运动减弱后，肺的膨胀也受到限制，最终导致肺组织顺应性和弹性回缩性下降，从而影响肺通气。此外，长期卧床患者因咳嗽、改变体位等功能下降，致呼吸道分泌物清除功能下降；脱水也会使患者呼吸道的分泌物变得黏稠而不易咳出，因此很容易造成分泌物的蓄积，痰液大量堆积，并因重力作用流向肺底，淤积的分泌物为细菌的繁殖提供了条件，如果不及时处理，容易并发气管炎、支气管炎和坠积性肺炎。坠积性肺炎是活动受限患者的常见并发症，可严重影响患者的肺功能，是导致患者死亡的常见原因之一。因此对长期卧床的患者要定时翻身、拍背，以保持呼吸道通畅和肺正常的通气功能，避免坠积性肺炎的发生。

（五）对泌尿系统的影响

正常情况下，当人体处于直立或坐位时，能使会阴部肌肉放松，同时重力引流作用有助于膀胱排空。长期卧床的患者，由于其排尿姿势的改变，重力引流作用消失，而使尿液排出不畅。加上膀胱逼尿肌张力下降，卧床时会阴部肌肉无法放松，使膀胱排空受阻。如排尿困难长期存在，膀胱膨胀可引起逼尿肌过度伸展，机体对膀胱膨胀变得不敏感，从而抑制了尿意，逐渐形成尿潴留。由于机体活动功能减弱，尿液中的钙和磷酸盐增多，尿液呈碱性，钙盐沉淀形成结晶，进而形成泌尿道结石。患者可出现绞痛、血尿，有时可引起尿路梗阻。另外，由于尿潴留，正常排尿对尿道的冲洗作用减少，膀胱黏膜也可因为过度膨胀而形成小的伤口，给细菌的侵入提供了机会，碱性的尿液环境也有利于细菌的繁殖，而容易引起泌尿系统感染。会阴护理不当、留置导尿管、尿液的逆流等都可使细菌由尿道口进入，上行到膀胱、输尿管、肾盂而引起泌尿系统感染。

（六）对消化系统的影响

由于活动量的减少和疾病的消耗，人体可出现食欲缺乏、营养摄入不足、蛋白质代谢紊乱、消化和吸收不良，不能满足机体需要，甚至会出现严重的营养不良。活动受限的患者纤维素和水的摄入减少，可造成便秘；由于胃肠蠕动减弱，辅助排便的腹部和会阴肌肉张力下降，也容易导致便秘。此外，床上排便使人产生困窘、失去隐私和独立性的感觉，而使患者延迟甚至忽略便意，因而影响了正常的排便过程，造成便秘。

（七）对心理方面的影响

长期卧床，往往给患者造成一些心理方面的问题。当人不能进行随意活动，对自己的照顾需要依赖他人的帮助时，自我价值感就会受到威胁。身体外观的改变、不能达到期盼角色的功能使患者的自我概念发生紊乱。长时间卧床会使患者的自我价值感和自尊受到挫折。患者往往出现敌意、好斗、轻率、恐惧和焦虑等。由于缺乏对感官的刺激，患者会变得对事物缺乏兴趣。由于活动受限，患者的社会交往机会减少，正常的社会支持系统被剥夺，患者及其家庭的应对困难也非常普遍，这均会使患者出现消极和社会退化的态度，只是被动地接受他人的照顾，没有兴趣增加自己的独立性或参与自我照顾活动。此外，由于疾病影响，会造成部分患者身体残疾无法就业，将面临着经济困难，这些都会对其心理产生重要影响。

第三节 满足患者活动的需要

一、评估患者活动情况，制订合理的护理计划

根据患者的不同年龄、身心发育特点和疾病情况选择适宜的活动方式是促进康复的重要环节，尽管活动对多数人来说都有益于健康，但如果缺乏科学的依据和正确的方法则对健康不利，甚至会对身体造成伤害。因此护士需通过沟通交流了解患者日常活动的相关资料，同时评估患者目前的实际活动能力，包括活动的耐力和身体独立活动的能力等，同时还应了解患者及其家属对有关活动的知识的掌握情况和学习需求。在分析了患者的活动状态和需求的基础上，制订协助和促进患者活动的护理计划。

二、协助患者活动

（一）选择合适的体位

过度虚弱、疲劳、身体功能障碍的患者需要协助其在卧位或坐位时采取适当的体位，体位应舒适、稳定，全身尽可能放松，以减少肌肉和关节紧张。但患者的任何体位，不论正确与否，如果持续时间太长，均会对身体产生伤害。经常为患者变换体位可减少其肌肉不适，防止压疮形成，避免对表层神经血管造成损害，并可维持肌张力，刺激体位反射。定期更换体位还有利于肺膨胀，维持肺的弹性，有利于呼吸道分泌物排出。护士应根据患者的健康状况和活动能力协助患者活动，如有一定活动能力的患者，护士应最大限度地使其发挥主观能动性，指导其改变体位；如患者不能自行翻身，最好有两名或两名以上的护理者一起协助患者翻身，以减少患者、护士肌肉拉伤等风险。

（二）呼吸训练

通过深而慢的呼吸训练，促进膈肌、肋间肌等呼吸肌的有效舒张收缩，提高胸廓的活动能力，改善通气和换气功能，增大肺活量，进而提高肺功能。通过一段时间深长匀细的呼吸动作，还可抑制交感神经的过度兴奋，促使精神放松。缩唇呼吸（又称吹哨式呼吸）：用鼻吸气、用口呼气，快吸缓呼，呼气时口唇缩成吹哨状，使气体缓慢地通过狭窄的口唇徐徐呼出，可使支气管内压增高，防止由于呼气阻力减小而使呼吸功能减退。无力做深呼吸的患者，护士应予以协助，将患者的上肢向头部方向抬举或做扩胸运动，可以取得深呼吸的效果。咳嗽有助于排出呼吸道分泌物，避免发生坠积性肺炎。护士应教会患者有效的咳嗽方法：先深吸气3次，在第3次深吸气后呼气时，进行咳嗽。这种咳嗽方法可有效促进痰液排出，并避免过度疲劳。胸腹部有伤口的患者，咳嗽时护士应用双手轻按伤口两侧，以对抗咳嗽时腔内压力骤升对伤口产生的张力，避免伤口疼痛和开裂。

（三）排泄训练

排泄训练包括肠道护理与膀胱护理。

1．肠道护理　训练患者建立有规律的排便功能，保持大便通畅，养成定时排便的习惯，以预防便秘。护士应经常观察和记录患者排便情况，鼓励患者摄入含水量高和高膳食纤维食物，督促患者定时排便，如果患者已经发生便秘，可用软便剂、通便药或灌肠等措施解除便秘。

2．膀胱护理　保持患者身体良好的水合作用，预防尿潴留、尿路结石和泌尿系统感染是维持泌尿系统最佳功能的有效护理措施，护士应鼓励患者每天饮水2000～3000ml，以稀释尿液，增

加尿量。对尿失禁患者，可采取适当护理措施协助患者排尿，保持会阴部清洁卫生。尿潴留患者在应用其他方法无效后，则需采用导尿术或留置导尿，以解除患者的痛苦。在排除患者有较严重的输尿管膀胱反流和泌尿系统感染的情况下，神经源性尿潴留和尿失禁患者可行膀胱功能训练，措施包括：训练排尿动作、训练收缩肛门括约肌及卧位抬臀的动作，以及留置导尿后定期夹闭导尿管，使膀胱定时充盈和排空，以促进膀胱壁肌肉张力的恢复。

总之，排泄活动是由于生理和心理两方面的作用，使得排泄困难成为活动受限患者最难解决的问题，通常需要较长时间才能解决。

（四）户外活动

进行户外活动有助于开阔患者心胸，改善患者情绪。在住院期间，护士应协助活动不便的患者使用拐杖、轮椅等，进行适当的户外活动。户外活动应在良好的天气情况下进行，嘱患者根据气候适当添加衣物，避免受凉导致病情变化，同时避免过于劳累。户外活动还可配合其他集体活动进行，可以增加患者与他人之间的沟通，尤其是患类似疾病但已取得良好的治疗康复效果的患者，不仅能预防患者各种心理问题的产生，同时可增强其战胜疾病的信心。

（五）维持关节的活动性

关节活动范围是指关节运动时所通过的运动弧，常以度数表示，又称关节活动度。关节活动范围练习是指根据每一特定关节可活动范围，通过应用主动或被动的练习方法，维持关节正常的活动度，恢复和改善关节功能的锻炼方法。关节活动范围练习分为主动关节活动范围练习、主动辅助关节活动范围练习、被动关节活动范围练习。主动关节活动范围练习时，患者可独立进行关节全方位运动。主动辅助关节活动范围练习指患者进行主动关节活动范围练习，护士给予最低限度的协助。而在被动关节活动范围练习时，患者不能移动关节，护士帮助患者进行关节全范围运动。主动和被动关节活动范围练习均可改善关节的活动度，增加活动部位的血液循环，但只有在主动练习时，才能增加肌肉的张力和强度，改善心、肺功能。因此，只要患者的情况允许，应尽可能让患者进行主动练习。

维持关节活动具有非常重要的意义。

1．有助于促进机体血液循环及刺激神经末梢，有利于关节营养供应。

2．能够预防肌肉、肌腱、韧带和关节囊僵硬、粘连和挛缩。

3．维持关节的活动性，维持或增强肌肉的张力。

4．避免因卧床不动而导致的虚弱、无力并能减少患者因活动受限产生的一系列生理和心理问题。

开展关节活动前的准备工作如下。

1．评估患者　评估患者情况包括病情、体力、关节活动能力、心理状态及听从指导的能力，根据评估情况制订适合患者的运动计划。

2．患者准备　向患者解释操作的目的、方法及配合注意事项，取得配合。

3．环境准备　整洁、安静、安全。

4．护士准备　着装整洁，洗手，戴口罩。

5．用物准备　浴巾（大毛巾）1块、宽松衣物1套、用于维持姿势的枕头2～3个。

关节活动的方法及要点，见表2-1。

表 2-1　关节活动的方法及要点

步骤	要点与说明
1. 核对、解释。携用物至患者床旁，核对患者姓名、床号，解释操作的目的及配合方法，取得患者合作	· 认真执行查对制度，避免差错事故的发生，同时消除患者恐惧，建立安全信任感，以取得合作
2. 安置体位。协助患者采取自然的姿势，向患者说明适当的体位和姿势的重要性	· 自然的姿势能为患者的关节活动度提供参考，同时避免操作者不必要的牵伸
3. 面对患者，观察患者的表现；当抬起患者的手脚时移动自己的重心，并使用腿的力量依次对颈部、肩、肘、腕、髋、膝等关节做屈、伸、外展、内收、内旋、外旋等关节活动范围练习（表 2-2），并对比两侧活动的情况	· 运用正确的力学原理，保护自己免受损伤，同时对比两侧的情况有助于了解关节原来的活动情况
4. 每个关节每次做 5～10 次完整的 ROM 练习；操作者的手应呈杯状或支架支撑关节远端的肢体（图 2-1），出现疼痛、痉挛、颤抖和持续的痉挛状态时，应暂停	· 适当反托能较好地控制关节的活动，避免受伤和疼痛
5. 运动结束后测量生命体征，协助患者取舒适卧位休息，整理床单位	· 评估患者情况，避免发生意外
6. 记录	

表 2-2　各关节的活动形式和范围

部位	屈曲	伸展	过伸	外展	内收	内旋	外旋
脊柱	颈段前曲 35°	后伸 35°	—	—	左右侧屈 30°	—	—
	腰段前曲 45°	后伸 20°	—	—	—	—	—
肩部	前屈 135°	后伸 45°	—	90°	左右侧屈 30°	135°	45°
肘关节	150°	0°	5°～10°	—	45°	—	—
腕关节	掌屈 80°	背伸 70°	—	桡侧偏屈 50°	—	尺侧偏屈 35°	—
髋	150°	0°	15°	45°	—	40°	60°
膝	135°	0°	10°	—	30°	—	—
踝关节	背屈 25°	跖屈 45°	—	—	—	—	—

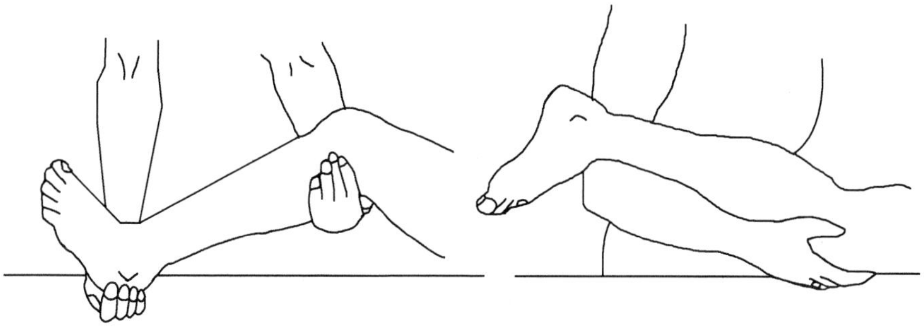

图 2-1　用手呈杯状或支架来支托腿部

关节活动的注意事项如下。

1. 运动前保持病室安静、空气清新、温湿度适宜。帮助患者更换宽松、舒适的衣服，以便运动，注意保护患者隐私。

2. 运动过程中，要注意观察患者对活动的反应及耐受性，出现异常及时报告医生给予处理。

3. 若患者存在以下情况，应禁止进行练习，以防损伤加剧：急性关节炎、骨折、肌腱断裂、脱臼。若患者有心血管疾病，应慎重进行运动，防止发生意外。若患者的肌痉挛是由中枢神经系统受损所引起，则应在理疗师的指导下进行练习。

4. 对有心脏病的患者，在练习时应特别注意观察患者胸痛、心律、心率、血压等方面的变化，避免因剧烈活动诱发心脏病发作。

5. 运动后应及时、准确地记录，为制订下一步护理计划提供依据。

护士应结合病情，积极向患者及其家属做健康教育，鼓励患者积极配合锻炼，并最终达到由被动变为主动的运动方式。

（六）肌力的练习

1. 等长练习　可增加肌张力而不改变肌肉长度的练习称为等长练习，如固定膝关节的股四头肌锻炼。等长练习的主要优点是不引起明显的关节运动，故可在肢体被固定的早期应用，以预防肌萎缩；也可在关节内损伤、积液、炎症时应用。一般认为，等长练习中，肌肉收缩的维持时间应在 6 秒以上，所增加的静力负荷可视参加锻炼者的具体情况而定。

2. 等张练习　等张练习指对抗一定的负荷做关节的活动锻炼，同时锻炼肌肉收缩。等张练习的优点是肌肉运动符合大多数日常活动方式。等张练习可遵循大负荷、少重复次数、快速引起疲劳的原则进行。

肌力练习的注意事项如下。

1. 根据患者的具体情况制订运动计划，通过教育使患者认识到活动与疾病康复的关系，使患者能够积极配合练习。及时肯定患者在练习过程中取得的点滴进步，以增强其康复的信心。

2. 肌肉锻炼前后应做好充分的准备和放松运动，避免出现肌肉损伤。同时要掌握运动的量与频率，以达到肌肉适度疲劳但不出现明显疼痛的效果。每次练习中间要有适当的间歇使肌肉得到放松和复原，一般每日一次或隔日练习一次。锻炼中出现严重疼痛、不适，或伴有生命体征、意识、情绪等方面的变化，应及时停止锻炼，并报告医生给予必要的处理。

3. 高血压、冠心病及其他心血管疾病患者慎用肌力练习，病情严重者禁用肌力练习。

（七）健康教育

不论对患者还是健康人，护士都有责任对其进行健康教育，帮助其制订对身心有益的身体活动计划。有规律的身体活动和锻炼可以增强身体各器官系统的功能，降低许多疾病发生的风险，如骨质疏松、心血管疾病和糖尿病等。长期锻炼还可使人体健康感觉良好，对应激的耐受力增加，并可通过减轻沮丧、控制体重而改善自我概念和体形。锻炼还可使人的睡眠质量提高，精力充沛。应根据不同个体的需要，指导其选择适宜的并能坚持的运动形式。游泳、散步、慢跑、骑车等有氧运动可改善心血管功能，对大多数人来说走路是最好也最容易坚持的运动方式。平时在生活和工作中尽可能少坐车多走路，少坐电梯多走楼梯。运动频率可以是每周 3～5 次或隔日 1 次，应长期坚持。

临床模拟情境讨论 患者，张某，女，62岁，退休职工。因反复上腹部疼痛6个月，上消化道出血2天，胃镜等检查示胃癌收入院，拟行手术治疗。患者自诉患高血压15年，糖尿病8年，自服降压药、降血糖药（有时会忘记，药物有更换）。

情境：术后第2天，护士给患者做被动活动时遭到前来探视家属的阻止。

讨论题：

1. 护士如何维持患者关节及肌肉的形状及功能？（从活动对人体的影响，侧重对运动系统的影响进行讨论）

2. 护士如何对患者及其家属进行有关活动的健康指导？（结合患者具体情况从健康教育角度进行讨论）

第3章 患者的清洁卫生

临床模拟情境病案导入 患者，张某，男，19岁，高中生。患者于当天下午在操场进行运动会前的体能训练时，不慎一脚踩空摔倒，导致左侧下肢不能站立行走，感觉疼痛剧烈，被紧急送往医院就诊，经门诊拍摄X线片等检查后诊断为左侧髂骨线性骨折，收入院，入住骨科病区。

情境：入院第1天晚上，病房内一些患者开始洗脚、刷牙，准备睡觉。

讨论题：作为该患者的责任护士，如何为其实施晚间的清洁护理？（请结合患者的清洁卫生进行讨论）

清洁是指去除人体的表面污垢，如汗液、皮肤分泌物、机体排泄物等，以保持皮肤清洁状态，促进血液循环，增强皮肤防御功能，减少细菌繁殖的可能。

清洁能使患者改善自我形象，提高自信心，感觉舒适。因此，护理人员应根据患者对清洁的需求，在病情允许的前提下，及时做好相关的清洁工作，以促进患者的身心健康。

促进患者清洁的护理工作有很多，常规护理包括口腔清洁、头发清洁和皮肤清洁等。

第一节 口腔护理

口腔由颊、硬腭、软腭及舌等组成，口腔内覆盖着由鳞状上皮细胞组织构成的黏膜，并有牙齿及唾液腺等组织。口腔与外界相通，成为病原体侵入人体的主要途径之一。由于口腔的温度、湿度和食物残渣适宜微生物的生长繁殖，故在正常状况下口腔内也存在大量微生物。当人体健康时，机体抵抗力强，唾液中溶菌酶的杀菌作用，以及经常进行饮水、进食、刷牙、漱口等活动，对过度生长的和外侵的病原体起到了一定的清除作用而不致引起口腔感染。当人体抵抗力降低，饮水、进食量少，咀嚼动作减少，唾液分泌不足，自洁作用受影响时，病原体可在口腔中迅速繁殖，造成口腔炎症、溃疡、腮腺炎等疾患，还可引起口臭，影响人与人之间的交往，并能影响食欲和消化功能，造成患者多种不适。

保持口腔清洁对患者而言十分重要，尤其对高热、昏迷、禁食、口腔咽喉部疾病的患者，更应该做好口腔护理。

一、评　估

（一）自理能力评估

评估全身自主活动能力和口腔清洁自理能力，判断需要完全协助还是部分协助。

（二）口腔评估

1. 评估口唇的色泽、湿润度、有无干裂等。
2. 评估口腔黏膜的颜色、完整性，是否有溃疡、疱疹，是否有不正常的渗出液。

3. 评估牙的数量是否齐全，有无义齿、龋齿、牙结石、牙垢等。

4. 评估牙龈的颜色，是否有溃疡、肿胀、萎缩或出血等。

5. 评估口腔内有无异常气味，如氨臭味、烂苹果味等。

（三）健康指导需要的评估

1. 评估个人对口腔卫生与全身疾病相关性知识的了解情况。

2. 评估个人对清洁口腔的正确方法的认识和掌握程度，如刷牙的方法、合理的清洁次数等。

二、一般口腔护理

一般口腔护理适用于生活部分自理的患者。可抬高床头，使患者取斜坡卧位，也可侧卧或头偏向一侧，取患者的干毛巾围于颌下，脸盆放于旁边以方便接取漱口水，备好牙刷、牙膏、漱口水，让患者自己刷牙。根据实际需要，也可由护士协助。刷牙后擦干面部，整理用物。

（一）指导刷牙

刷牙一般在晨起或晚上临睡前进行。正确的方法有以下几种。

1. 生理刷牙方法　将牙刷刷毛与牙面接触，刷毛顶端指向冠方，然后沿牙面向牙龈轻微拂刷，类似咀嚼纤维性食物对牙面的摩擦动作。这种方法能清洁牙面和刺激牙龈组织的血液循环，增进牙周组织健康。

2. 比斯刷牙法（Bass technique）　刷毛与牙面呈 45°，刷毛头指向牙龈方向，使刷毛进入牙龈沟和邻间区、部分刷毛压于龈缘上做前后向短距离的来回颤动。刷毛紧压在牙面，使毛端深入裂沟区做前后向短距离颤动。由于这种方法清洁能力较强，克服了拉锯式横刷法的缺点，能有效除去牙颈及牙龈沟内的菌斑，按摩牙龈，还可避免造成牙颈部楔状缺损及牙龈萎缩。

牙刷应尽量选用外形较小、刷毛软硬适中、表面平滑的尼龙毛刷。应至少每隔 3 个月更换一次牙刷。

（二）义齿的护理

义齿也会积聚食物碎屑，必须定时清洗。佩戴义齿者应白天持续佩戴，对增进咀嚼功能、说话与保持面部形象均有利；晚间应卸下，可以减少对软组织与骨质的压力。不能自理者由护士协助。护理步骤如下。

1. "摘"　为了保持口腔卫生和避免牙龈损伤，应做到饭后摘下义齿清洗。睡前更要摘下义齿放入冷开水杯中保存，以保持口腔内黏膜的健康。摘取义齿的方法：先帮助患者取上腭的义齿，再取下腭的义齿。

2. "泡"　暂时不用的义齿，可泡于冷开水杯中加盖，每日更换一次清水。不可将义齿泡在热水或乙醇内，以免义齿变色、变性和老化。

目前，医疗市场上的义齿护理盒（假牙护理盒），可专门用来存放活动义齿，并对活动义齿进行清洁和浸泡。

三、特殊口腔护理

特殊口腔护理主要适用于危重、禁食、高热、昏迷、胃插管、大手术后、口腔疾患等有口腔清洁自理能力缺陷的患者，护士应遵医嘱给予特殊口腔护理，一般每日 2～3 次。如病情需要，应酌情增加次数。

【目的】

1．预防口腔感染等并发症，保持口腔清洁、湿润、舒适。

2．去除口臭，增进食欲，保持口腔正常功能。

3．观察口腔黏膜、舌苔的变化及有无特殊口腔气味，了解病情的动态变化。

【操作前准备】

1．评估患者并解释

（1）评估患者的年龄、病情、意识、心理状态、自理能力、配合程度及口腔卫生状况。

（2）向患者及其家属解释口腔护理的目的、方法、注意事项及配合要点。

2．患者准备　了解口腔护理的目的、方法、注意事项及配合要点，取合适、安全且易于操作的体位。

3．环境准备　宽敞、光线充足。

4．护士准备　衣帽整洁、修剪指甲，洗手、戴口罩。

5．用物准备　治疗盘内备：治疗碗 2 个、漱口溶液浸湿的棉球数个、弯止血钳 1 把、镊子 1 把、压舌板 1 支、弯盘 1 个、吸水管 1 根、液状石蜡适量、治疗巾 1 块、内盛温开水小茶壶或小茶杯 1 个、开口器 1 个、手电筒 1 个，外用药按需备，漱口液适量。

常用漱口溶液，见表 3-1。

表 3-1　常用漱口溶液

溶液名称	浓度	作用
氯化钠溶液	0.9%	清洁口腔、预防感染
复方硼砂溶液（朵贝尔液）		轻度抑菌、除臭
过氧化氢溶液	1%～3%	遇有机物时，放出新生氧，抗菌除臭
硼酸溶液	2%～3%	酸性防腐剂，抑菌
碳酸氢钠溶液	1%～4%	碱性药剂，用于真菌感染
呋喃西林溶液	0.02%	清洁口腔，广谱抗菌
醋酸溶液	0.1%	用于铜绿假单胞菌感染等
氯己定（洗必泰）	0.01%	清洁口腔，广谱抗菌
甲硝唑溶液	0.08%	用于厌氧菌感染
中药漱口液（金银花、一枝黄花、野菊花）		清热、解热、消肿、止血、抗菌

常用口腔外用药及含用药：锡类散、新霉素、制霉菌素甘油、西瓜霜、金霉素甘油等。

【操作步骤】

步骤	要点与说明
1．洗手后根据病情准备用物，将用物携至床边；核对床号、姓名；向患者、家属解释进行口腔护理的目的、过程及合作方法	·确认患者，取得患者及其家属的合作 ·评估病情，传染病患者用物须按消毒隔离原则准备、执行和处理；对神志不清者可用止血钳夹紧 1 块小纱布，蘸生理盐水或其他漱口液，拧至半干后按口腔护理的顺序操作，以代替棉球擦洗法

续表

步骤	要点与说明
2. 戴手套，协助患者取合适卧位，面向护士；治疗巾铺于颌下，弯盘放于口角旁（图3-1）	·有利于护士操作时节力 ·治疗巾用于保护枕头不被污物污染
3. 将漱口液倒入一只治疗碗，湿润口唇；用压舌板轻轻撑开颊部，昏迷患者或牙关紧闭者用开口器打开并固定，借助手电筒的光线评估口腔情况	·湿润口唇，防止开口时口唇裂开 ·观察顺序：唇、牙齿、颊、腭、舌、咽 ·对长期应用激素、抗生素者，应注意观察有无真菌感染 ·如有活动义齿者应帮助其取下
4. 清点棉球；协助患者用温开水漱口；用弯血管钳和镊子绞干棉球；嘱患者咬合上、下齿，以弯血管钳夹含有漱口液的棉球由内向门齿纵向擦洗牙外侧面，同法擦洗另一侧；嘱患者张口，依次擦洗一侧牙齿上内侧面、上咬合面、下内侧面、下咬合面，再弧形擦洗一侧颊部。同法擦洗另一侧	·若昏迷患者口腔内分泌物较多时，可先行抽吸再清洁口腔 ·每擦洗一个部位，更换1个湿棉球。舌苔厚或口腔分泌物过多时，用压舌板包裹纱布擦净分泌物 ·擦洗时应夹紧棉球，每次1个，防止棉球遗留在口腔内，棉球不宜过湿，以不能挤出液体为宜，以防患者将溶液吸入呼吸道 ·擦洗时动作应轻巧，钳端应用棉球包裹，勿直接接触黏膜及牙龈，以免造成损伤，引起患者的不适感
5. 由内向外擦洗舌面、舌下襞周围，再弧形擦洗硬腭部	·勿触及咽部，以免引起恶心
6. 擦洗完毕，帮助患者漱口，用治疗巾拭去口角处水渍；清点棉球	·避免棉球残留于口腔
7. 观察口腔黏膜，口腔黏膜有溃疡者酌情涂药于溃疡处；口唇干裂者涂以液状石蜡或滋润唇膏	·对有口臭的患者，除按上述方法进行口腔护理外，可根据医嘱用漱口水等一日多次漱口，可达到除口臭、预防口腔炎症的目的
8. 协助患者采取舒适卧位；整理床单位、清理用物	
9. 洗手；评估执行效果，做好记录	

【注意事项】

1. 昏迷患者禁止漱口，以免引起误吸。

2. 观察口腔时，对长期使用抗生素和激素的患者，应注意观察口腔内有无真菌感染。

3. 传染病患者的用物需按消毒隔离原则进行处理。

【健康教育】

1. 向患者解释保持口腔卫生对健康的重要性。

2. 介绍口腔护理相关知识，并根据患者存在的具体情况进行针对性的指导。

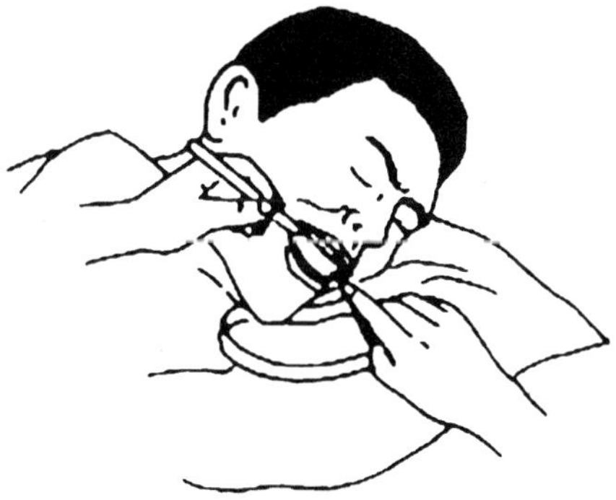

图3-1　口腔护理

第二节　头 发 护 理

人在患病的状态下，头发也会因机体营养的因素变得枯黄，出现断发、掉发等现象；长期卧床时，患者自理能力下降，无法梳理头发，会使头发打结，变得凌乱，使患者在生理和心理上都会产生不舒适的感觉。头发护理是维持患者舒适的重要护理内容之一。清洁、整齐、外观美丽的头发不仅与身体健康相关，更能提升一个人的自尊与自信。因此，护理人员要经常帮助患者梳理、清洁头发，保持患者头发的健康，维系舒适，防止细菌感染或寄生虫滋生。

一、评　　估

（一）头发及周围皮肤的评估

评估头发的分布、长度、脆性与韧性、干湿度、清洁状况、光泽度、颜色、有无虱子等；周围皮肤是否油腻、破损、皮疹，头皮有无瘙痒等。

（二）患者自理能力及健康指导需要的评估

评估洗发或梳发的习惯，洗发或梳发时需要完全协助还是部分协助，个人对头发清洁相关知识的了解程度及需求等。

二、头发的清洁护理

多数患者可自行完成头发的清洁护理，但患病或身体衰弱会妨碍个体进行日常的头发清洁，导致头发清洁度降低。对于长期卧床、关节活动受限、肌张力降低或有共济失调的患者，护士应协助其完成头发的清洁和梳理。护士在协助患者进行头发护理时，应尊重患者的个人习惯，调整护理方法以适应患者需要。

（一）床上梳头

【目的】

1．维护头发整齐，促进舒适及维护自尊。

2．去除污物，减少感染的机会。

3．刺激局部的血液循环，促进头皮的代谢。

【操作前准备】

1．评估患者并解释

（1）评估患者的年龄、病情、意识、心理状态、自理能力、配合程度及头发卫生状况。

（2）向患者及其家属解释头发护理的目的、方法、注意事项及配合要点。

2．患者准备　了解头发护理的目的、方法、注意事项及配合要点；取合适、安全且易于操作的体位。

3．环境准备　宽敞、光线充足。

4．护士准备　衣帽整洁、修剪指甲，洗手、戴口罩。

5．用物准备　治疗盘内备（以长发女患者为例）：梳子（可由患者自备）1把、纸袋1个、发夹（可由患者自备）数支、30%乙醇适量、治疗巾1块。

【操作步骤】

步骤	要点与说明
1．洗手，备齐用物携至患者床旁；核对床号、姓名；向患者及其家属解释；评估患者头发状况	·确认患者，取得配合
2．对卧床患者，铺治疗巾于枕头上，协助患者将头转向一侧。对可坐起的患者，协助患者坐起，铺治疗巾于肩上	
3．将头发从中间梳向两边，左手握住一股头发，由发梢逐渐梳到发根；长发或遇有打结时，应顺着同一方向慢慢梳理（图3-2）；如头发已打结成团，可用30%乙醇湿润后，再小心梳顺。同法梳理另一边	·避免强行梳拉，造成患者疼痛

续表

步骤	要点与说明
4. 根据患者需要编辫或扎成束	·发辫不可扎得过紧，以免阻碍血液循环或造成患者疼痛
5. 将脱落头发置于纸袋中，撤下治疗巾	
6. 协助患者采取舒适卧位，整理床单位，清理用物	
7. 洗手，评估护理后的效果，记录	

【注意事项】

1. 护士为患者进行头发护理时，应注意患者个人喜好，尊重患者习惯。

2. 对于将头发编成辫的患者，每天至少将发辫松开一次，梳理后再编好。

3. 头发梳理过程中，可用指腹按摩头皮，促进头部血液循环。

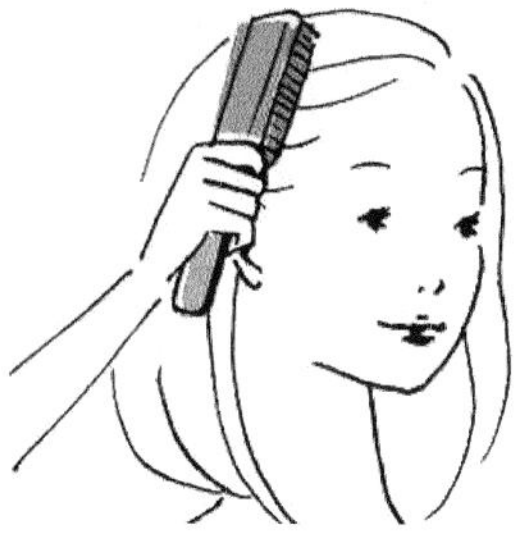

图 3-2　梳发

【健康教育】

1. 指导患者了解经常梳理头发的重要性及掌握正确梳理头发的方法，促进头部血液循环和头发生长代谢，保持头发整齐和清洁。

2. 维持良好的个人外观，改善心理状态，保持乐观心情。

（二）床上洗头

【目的】

1. 维护头发清洁，促进舒适及维护自尊。

2. 去除头皮屑及污物，防止头皮损伤，减少感染的机会，去除头发异味。

3. 刺激局部的血液循环，促进头皮的代谢。

【操作前准备】

1. 评估患者并解释

（1）评估患者的年龄、病情、意识、心理状态、自理能力、配合程度及头发卫生状况。

（2）向患者及其家属解释床上洗头的目的、方法、注意事项及配合要点。

2. 患者准备　了解床上洗头的目的、方法、注意事项及配合要点，取合适、安全且易于操作的体位。

3. 环境准备　宽敞、光线充足。

4. 护士准备　衣帽整洁、修剪指甲，洗手、戴口罩。

5. 用物准备

（1）治疗车 1 辆，内备：马蹄形卷（1 个），洗头车（图 3-3）1 个、大毛巾 1 条、橡皮中单 1 条、毛巾 1 条、洗发剂适量、脸盆 1 个、冲洗壶或水杯 1 个、水壶（内盛温水 40～45℃）2 个。

（2）治疗盘 1 个，内备：不吸水棉球 2 个、纱布（可用眼罩代替）1 块、梳子（可由患者自备）1 把、发油或 30% 乙醇适量、电

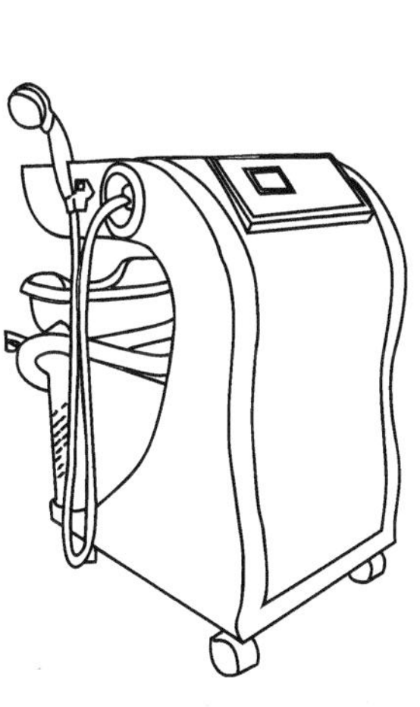

图 3-3　洗头车

吹风 1 个、纸袋 1 个。

（3）枕头（视病情需要）1～2 个。

（4）屏风（必要时）1 架。

（5）便器及便巾（必要时）1 套。

（6）护肤霜（必要时）适量。

【操作步骤】

步骤	要点与说明
1. 洗手并备齐用物携至患者床旁；核对床号、姓名；向患者及其家属解释；评估患者头发及病情	·确认、评估患者并取得合作 ·过于虚弱的患者不宜洗发
2. 调节室温至（24±2）℃，必要时使用屏风，按需给予便器	·防止患者受凉
3. 摇平床头，移去枕头，将橡皮中单及大毛巾垫于患者头及肩下；松开患者衣领向内反折，将毛巾围于颈部，用别针固定	·保护床单、枕头，大毛巾用于擦干洗净的头发
4. 协助患者仰卧，移枕于肩下，患者屈膝，可垫枕于两膝下	·保证患者体位安全舒适
5. 将洗头机置于床头或床头侧边，马蹄形卷的开口下放一污桶或污盆盛接污水；协助患者将头置于马蹄形卷内，用眼罩或纱布盖于两眼上，不吸水棉球塞入耳道，梳通头发	
6. 洗发。试水温后，沾湿患者头发，询问患者感觉，确定水温合适后，用水壶倒热水充分湿润头发；倒洗发水适量于掌心，涂遍头发；用指腹部揉搓头皮和头发，方向由发际向头顶部；用热水冲洗头发，直到洗净为止	·揉搓力量适中，避免用指甲抓，以防抓伤头皮 ·洗发过程注意随时观察患者的一般情况
7. 洗发后，解下颈部毛巾，包住头发，一手托患者头，另一手撤去马蹄形卷或洗头车；除去耳内棉球及眼罩或纱布，擦干患者面部	
8. 协助患者卧于床正中，将枕头、橡胶单、大毛巾一起自肩下移至头部，用包头的毛巾揉搓头发，再用大毛巾擦干或电吹风吹干头发，梳理成患者习惯的发型，撤去上述用物	·及时擦干头发，防止患者受凉
9. 协助患者取舒适卧位，整理床单位，清理用物	
10. 洗手，记录护理效果	

【注意事项】

1．极度虚弱或危重的患者不宜洗头。

2．护士在洗发过程中要注意随时观察患者的一般情况，头发梳理过程中，可用指腹按摩头发，促进头部血液循环。

3．洗发时注意调节室温和水温，避免打湿衣物和床铺，并及时擦干头发，防止患者受凉。

4．为患者洗头时，护士要正确运用人体力学原理，身体尽量靠近床边，保持良好姿势，避免疲劳。

【健康教育】

1．指导家属掌握卧床患者床上洗头的知识和技能。

2．告知患者经常洗头可促进头部血液循环和头发生长代谢，保持头发整齐和清洁，维持良好的个人外观，改善心理状态，保持乐观心情。

第三节　皮肤护理

皮肤可分为表皮、真皮、皮下组织3层，具有保护机体、保持感觉、调节体温、吸收、分泌与排泄、维持新陈代谢等生理功能。健康、完整的皮肤是抵御外界有害物质入侵的第一道屏障。由于皮肤新陈代谢旺盛，其不断产生的代谢产物如皮脂、汗液，脱落的表皮碎屑等，与外界细菌及尘埃结合成污物，极易黏附在皮肤表面，如不及时清除，可刺激皮肤，降低皮肤抵抗力，以致破坏其屏障作用，易造成各种感染。因此，进行皮肤护理，保持皮肤清洁，是促进患者舒适与健康的一项重要措施。

一、评　估

（一）皮肤评估的内容

包括皮肤的完整性、颜色、温度、质地（柔软度、湿润度、弹性），破损程度、皮疹、水疱或结节，皮肤病灶的部位及分布，皮肤的感觉，皮肤的清洁度等。

（二）患者评估的内容

包括患者的意识状况，是否存在活动无耐力或关节活动受限状况，自理能力缺陷程度，皮肤清洁习惯及对清洁品的选择，对保持皮肤清洁、健康的相关知识的了解程度及要求等。

二、皮肤的清洁护理

（一）协助患者更衣

【目的】

1. 满足患者对舒适和清洁的需要，预防皮肤感染。
2. 促进皮肤的血液循环，预防压疮等并发症。
3. 活动肢体，预防肌痉挛和关节僵硬的并发症。
4. 观察和了解患者的一般情况。

【操作前准备】

1. 评估患者并解释

（1）评估患者的年龄、病情、意识、心理状态、自理能力、配合程度及卫生状况。

（2）向患者及其家属解释更衣的目的、方法、注意事项及配合要点。

2. 患者准备　了解更衣的目的、方法、注意事项及配合要点，取合适、安全且易于操作的体位。

3. 环境准备　宽敞、光线充足。

4. 护士准备　衣帽整洁、修剪指甲，洗手、戴口罩。

5. 用物准备　清洁衣裤1套、大单1条、屏风1架、便器及便巾（必要时）1套。

【操作步骤】

步骤	要点与说明
1. 洗手，准备用物并携至患者床旁；核对床号、姓名，向患者及其家属解释，评估病情	·确认患者，取得配合
2. 围好屏风，关闭门窗，调节室温至（24±2）℃；按需要给予便器；将大单盖于患者身上	·防止患者着凉，保护患者隐私

续表

步骤	要点与说明
3. 协助患者脱上衣	
（1）脱开襟上衣：解开患者上衣的纽扣，先协助患者脱下健侧的衣袖，再协助脱下另一侧的衣袖	·减少患者脱衣服时患侧的不适
（2）脱套头上衣：先协助患者脱健侧的衣袖，再协助其脱下另一侧的衣袖；从头颈部将整件衣服脱下	
4. 协助患者脱裤子	
（1）嘱患者解开患者裤子的纽扣、系带或拉链	
（2）协助患者抬高臀部，将内、外裤一起下拉，脱下	
5. 将脏衣、裤暂时放于床尾栏杆上或污衣袋内	·不可放在地上，以免交叉感染
6. 协助患者穿好上衣	
（1）穿开襟衣服：先协助患者穿上患侧或输液侧的衣袖，使患者侧身面向护士，将背部衣服整理后，协助其穿上健侧的衣袖；扣好纽扣或系上带子或拉链；整理、拉平衣服	·后脱先穿患侧或输液侧衣袖可减少患侧活动和牵拉程度，避免疼痛和影响治疗
（2）穿套头上衣：协助患者两手同时伸进衣袖或先穿患侧衣袖，再穿健侧衣袖；套下颈部的衣服，将衣服向下拉平	·防止衣服皱褶处磨损皮肤，影响患者舒适感
7. 协助患者穿裤子	
（1）将内、外裤的左、右腿分别套上，将两侧一起拉近患者臀部	
（2）协助患者抬高臀部，将裤子拉至腰部；扣上扣子或拉上拉链，系上带子	
8. 盖好盖被，移去大单；协助患者取舒适卧位，整理床单位	
9. 取走换下的脏衣、裤或交还家属	
10. 洗手，记录执行时间及患者状况	

【注意事项】

1. 调节至合适的室温，防止患者着凉，并注意保护患者隐私。

2. 后脱和先穿患侧或输液侧衣袖可减少患侧活动和牵拉程度，避免患者疼痛和影响治疗。

【健康教育】

1. 指导家属掌握卧床患者更衣术的知识和技能。

2. 告知患者经常更衣可保持身体的清洁，维持良好的个人外观，改善心理状态，保持乐观心情。

（二）背部护理

背部护理通常在患者洗浴后进行，可促进背部皮肤的血液循环，观察患者皮肤有无破损迹象，并提供护患沟通渠道。

【目的】

1. 促进皮肤的血液循环，预防压疮等并发症的发生。

2. 观察患者的一般情况及皮肤有无破损。

3．满足患者身心需要，增进护患关系。

【操作前准备】

1．评估患者并解释

（1）评估患者的年龄、病情、意识、心理状态、自理能力、配合程度及卫生状况。

（2）向患者及其家属解释背部护理的目的、方法、注意事项及配合要点。

2．患者准备　了解背部护理的目的、方法、注意事项及配合要点，取合适、安全且易于操作的体位。

3．环境准备　宽敞、光线充足。

4．护士准备　衣帽整洁、修剪指甲，洗手、戴口罩。

5．用物准备　清洁衣裤 1 套、大毛巾 1 条、脸盆（内盛 40～45℃温水）1 个、50% 乙醇适量、毛巾（患者自备）1 条、屏风 1 架、润滑剂适量、便器及便巾（必要时）1 套、被套、大单 1 套。

【操作步骤】

步骤	要点与说明
1．洗手，备齐用物并携至患者床旁；核对床号、姓名；向患者及其家属解释，评估病情；按需给予便器	·确认患者，取得配合
2．围好屏风，关闭门窗，调节室温至 21～26℃	·保护患者隐私、防止患者着凉
3．将盛有 1/2～2/3 盆温水的脸盆置于床旁椅上；松开患者的衣裤、腰带，检查伤口敷料；协助患者翻身，使背向护士；脱去一侧衣袖垫于背下，脱裤至臀下，检查背部皮肤及骨突处；将大毛巾一半铺于患者身下，另一半盖于患者上半身	·有利护士操作时省力 ·避免床单污湿和患者受凉 ·便于有效揉搓，防止操作者指甲戳伤患者
4．清洁背部：将小毛巾包裹于手上呈手套状（图 3-4），依次擦洗颈部、肩部、背部和臀部	
5．按摩背部	
（1）全背按摩：两手或一手蘸少许 50% 乙醇，用手掌按摩；按摩者站在患者右侧，从患者尾骶部开始，以环状动作沿脊柱旁向上按摩到肩部时手法稍轻，转向下至腰部；按摩后，手再轻轻滑至臀部及尾骨处；如此有节奏地按摩数次；再用拇指指腹由尾骶部开始向脊柱按摩至第 7 颈椎处（图 3-5）	·按摩的力量大小要以足够刺激肌肉组织为宜
（2）受压处局部按摩：蘸少许 50% 乙醇，用手掌大、小鱼际部分紧贴皮肤，压力均匀地做向心方向按摩，由轻到重，再由重到轻，每次 3～5 分钟	·若局部出现压疮的早期症状，不可在该处按摩
（3）电动按摩器按摩：操作者持按摩器，根据不同部位，选择合适的按摩头，紧贴皮肤进行按摩	
6．按摩完毕，用大毛巾将皮肤上过多的乙醇或润滑油拭去；撤去大毛巾，取清洁衣服，穿好近侧衣袖，用床刷扫近侧大单；协助患者转向另一侧，穿对侧袖，扣好扣子，刷净对侧大单；协助患者取舒适卧位	
7．整理床单位及用物	
8．洗手，记录执行时间及护理效果	

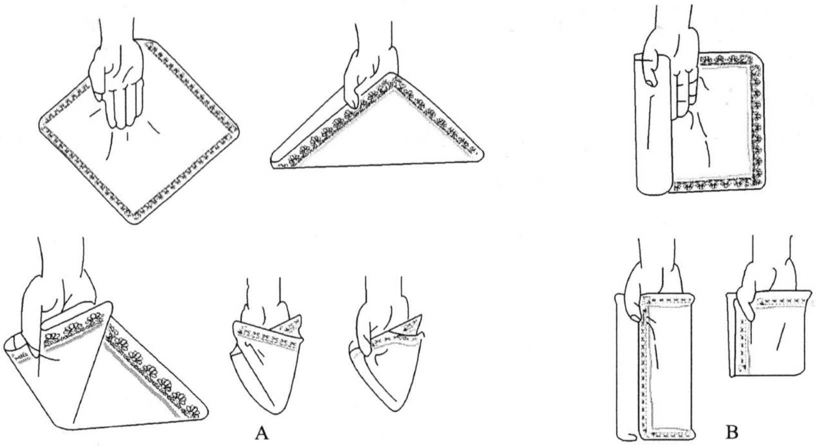

图 3-4 包小毛巾法

A. 三角形包法；B. 方形包法

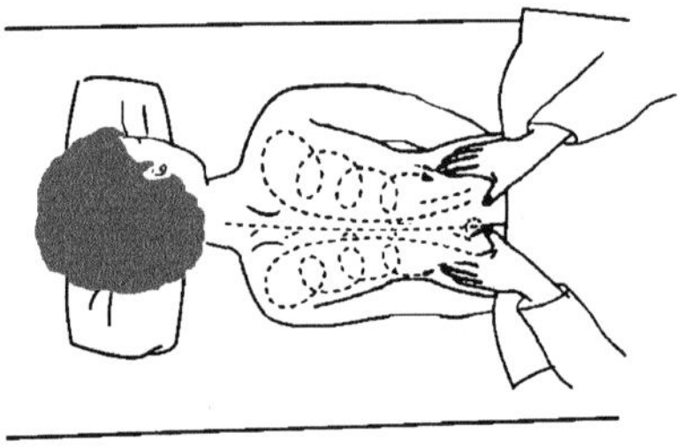

图 3-5 全背按摩法

【注意事项】

1. 护士在操作过程中要注意随时观察患者的一般情况，如有异常立即停止操作。

2. 注意调节室温和水温，避免打湿衣物和床铺，防止患者受凉。

3. 在为患者进行按摩时，按摩的力度要适中；同时护士要正确运用人体力学原理，身体尽量靠近床边，保持良好姿势，避免疲劳。

【健康教育】

1. 指导家属掌握背部护理的知识和技能。

2. 告知患者经常保持皮肤及床铺的整齐和清洁卫生，鼓励患者及其家属积极参与自我护理。

（三）沐浴

【目的】

1. 去除皮肤污垢，保持皮肤清洁，满足患者舒适的需要。

2. 促进皮肤的血液循环，预防皮肤感染和压疮等并发症。

3. 观察和了解患者全身皮肤有无异常情况，为临床诊治提供依据。

【操作前准备】

1. 评估患者并解释

（1）评估患者的年龄、病情、意识、心理状态、自理能力、配合程度及卫生状况。

（2）向患者及其家属解释沐浴的目的、方法、注意事项及配合要点。

2. 患者准备　了解沐浴的目的、方法、注意事项及配合要点，取合适、安全且易于操作的体位。

3. 环境准备　宽敞、光线充足

4. 护士准备　衣帽整洁、修剪指甲，洗手、戴口罩。

5. 用物准备

（1）淋浴和盆浴用物：浴皂 1 块（或沐浴液适量）、毛巾 2 条、大毛巾 1 条、清洁衣裤 1 套、拖鞋 1 双。

【操作步骤】

步骤	要点与说明
1. 核对床号、姓名，向患者及其家属解释，评估病情，确定沐浴方式和时间	·确认患者，取得配合 ·妊娠 7 个月以上的孕妇禁用盆浴，衰弱、创伤、心脏病患者和需卧床休息的患者，均不宜盆浴和淋浴 ·传染病患者的淋浴根据病种、病情，按隔离原则进行 ·饭后 1 小时才能进行沐浴，以免影响消化
2. 调节室温至（24±2）℃，水温 40～45℃	·防止患者受凉或烫伤
3. 携带用物，送患者入浴室，向患者告知有关事项	·浴室不闩门，可在门外挂示意牌，贵重物品如手表、钱包等应妥善存放 ·向患者说明信号铃的使用方法，勿用湿手接触电源开关
4. 盆浴时应扶持患者进入浴盆	·防止滑倒 ·注意患者入浴时间，时间过久应予以询问，防止发生晕厥、滑跌等意外 ·如需帮助沐浴的患者，护士应进入浴室，协助患者脱衣、沐浴及穿衣等 ·若遇患者发生晕厥，应迅速到位进行救治和护理
5. 患者沐浴后，应再次观察患者的一般情况，必要时做记录	

（2）床上擦浴用物：①治疗车 1 辆，车上备：清洁衣裤、被服 1 套、小毛巾（患者自备）2 条、大毛巾 1 条、梳子 1 把、浴皂（或沐浴液）1 块（适量）、50% 乙醇适量、小剪刀 1 把、脸盆 2 只、爽身粉适量、便器及便巾（必要时）1 套、水桶 2 只（一只盛热水，水温 50～52℃，另一只盛污水）。② 屏风 1 架。

【操作步骤】

步骤	要点与说明
1. 洗手，备齐用物携至患者床旁；核对床号、姓名；向患者及其家属解释操作的目的及配合方法，询问大、小便；围好屏风，关好门窗，调节室温至（24±2）℃	·确认患者，取得配合 ·饭后不宜马上擦浴，因为热水会刺激皮肤血管，使消化系统血流量减少，影响消化器官正常功能 ·防止患者着凉，保护患者隐私
2. 协助患者移近护士侧并取合适卧位，保持身体平衡	
3. 将脸盆放于床旁椅上，倒入热水至 2/3 盆，测试水温；根据病情将床放平，松开盖被，移至床尾，将浴巾盖于患者身上	
4. 先用涂浴皂的小毛巾叠成手套状包于护士手上擦洗各部位，再用湿毛巾擦去皂液，清洁毛巾后再次擦洗，最后用浴巾边按摩边擦干；先擦眼，由内眦向外眦擦拭，然后擦洗一侧额头、颊部、鼻翼、人中、耳后、下颌，直至颈部。同法擦洗另一侧，用较干毛巾再依次擦洗一遍	·洗净耳后、耳郭等处

续表

步骤	要点与说明
5. 按更衣术协助患者脱下衣服，在擦洗部位下铺大毛巾；擦洗方法同前；擦洗顺序为两上肢、胸、腹部	·注意擦洗腋窝（图 3-6）、指间 ·擦洗乳房应环形用力，注意洗净乳房下皱褶处 ·洗净脐部 ·擦洗中应根据情况更换热水、脸盆及毛巾 ·擦洗过程中注意观察病情，若患者出现寒战、面色苍白等异常情况时，应立即停止擦洗，给予适当处理；擦洗时还应观察皮肤有无异常
6. 协助患者侧卧，背向护士；依次擦洗后颈部、背臀部；擦洗后进行背部按摩；协助患者换清洁上衣	
7. 嘱患者平卧，协助其脱裤；擦洗下肢，将盆移于足下，盆下垫大毛巾（图 3-7），双足浸于脸盆，洗净擦干，剪趾甲；洗会阴（换盆换水，擦或冲洗会阴），擦干；换清洁裤	·洗净腹股沟、趾间
8. 擦洗完毕，根据需要使用润肤用品，梳头	
9. 整理床单位，按需更换床单位，安置患者于舒适体位	
10. 开窗通风；清洁、整理用物	
11. 洗手后记录执行时间及护理效果	

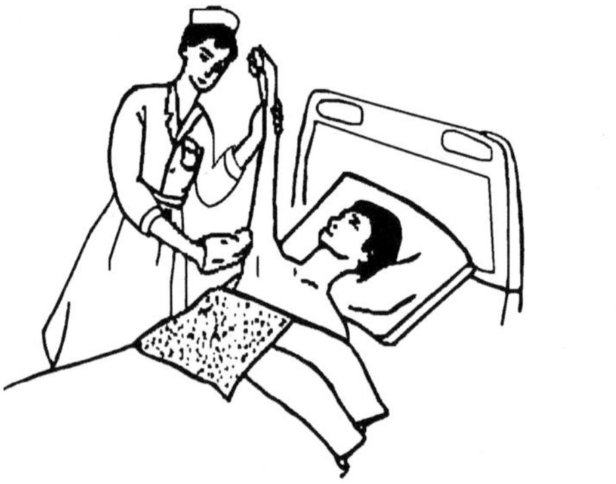

图 3-6　擦洗腋窝

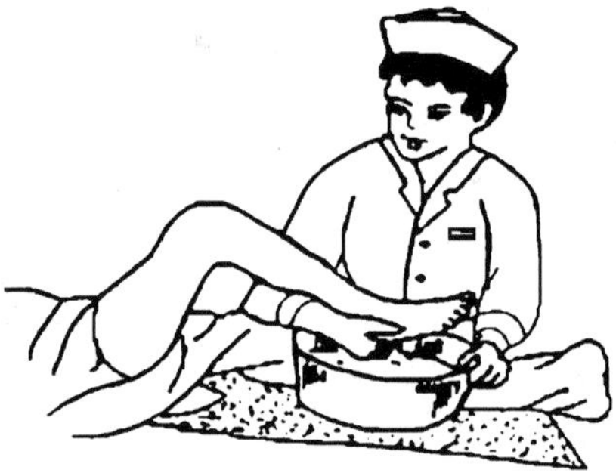

图 3-7　足浴

【注意事项】

1. 调节至适宜的室温，防止患者着凉。保护患者隐私。

2. 擦洗过程中注意观察，若患者出现面色苍白等异常情况时，应立即停止擦洗，给予适当处理；擦洗时还应观察皮肤有无异常。

3. 饭后不宜马上擦浴，因为热水会刺激皮肤血管，使消化系统血流量减少，影响消化器官正常功能。

【健康教育】

1. 指导并教会患者家属进行皮肤护理的知识与技术。

2. 指导患者洗浴时防意外跌倒及晕厥的方法。

附：给便器法

1. 洗手；选择清洁、无破损的便器，天冷时可用热水把便器温热；携便器至病床旁，向患者解释，以取得合作；用屏风遮挡。

2．帮助患者脱裤、屈膝。

3．能自主抬高臀部的患者：护士一手托起患者腰骶部，同时嘱其抬高臀部；另一手将便器置于臀下，便器开口端向下放置（图 3-8A）。检查患者是否坐在便器中央。根据病情，尽量满足患者平时习惯的排便姿势。

4．不能自主抬高臀部的患者：先帮助患者侧卧，放置便器后，一手扶住便器，另一手帮助患者恢复平卧位（图 3-8B）。或两名护士协力抬起其臀部，放置便器。

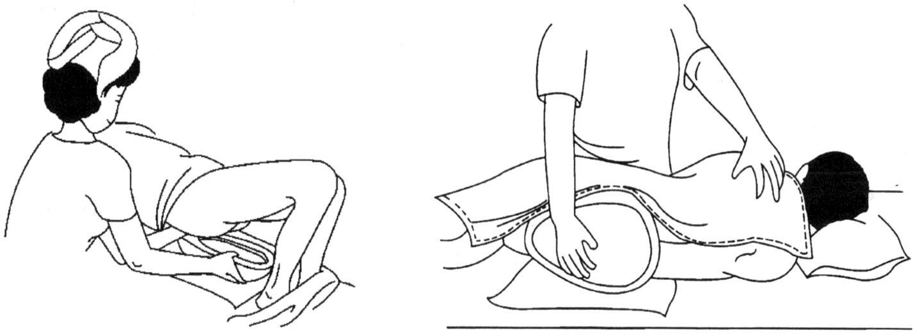

A B

图 3-8 给便器法

A．能自主抬高臀部的患者；B．不能自主抬高臀部的患者

5．不可硬塞或硬拉便器，必要时在便器边缘垫以软纸或布垫，以免损伤骶尾部皮肤。

临床模拟情境讨论 患者，宋某，81 岁。因脑血管栓塞致右侧偏瘫，大、小便失禁，卧床在家 3 个多月，最近因病情加重伴并发肺部感染而入院。

情境：入院当天责任护士对患者进行入院时护理体检：神志清楚，问答切题。沿脊柱隆突处皮肤发红，骶尾部皮肤红肿有硬结。

讨论题：若请你对该患者进行全面的评估和护理，你该如何对他进行清洁护理？（请结合患者清洁卫生的护理进行讨论）

第4章 冷疗法

临床模拟情境病案导入　患儿，王某，女，11岁。放学后在学校门口等待家长接时与同学玩跳台阶，不小心摔倒，当时就痛得不能站立，家长赶到后急忙将其送往附近医院就诊，经门诊初步检查为右脚踝软组织损伤。

情境：当患儿由家长抱着送到医院时，接诊护士看到患儿痛得哇哇大哭，右脚踝处红肿。

讨论题：

1. 如果你是该患儿的接诊护士，应采取哪些护理措施可有效减轻患儿受伤关节的红肿，减轻患儿的疼痛？（请结合冷疗的生理效应、冷疗的目的、冷疗的技术进行讨论）

2. 你认为接诊护士在给患儿实施冷疗技术时应注意哪些问题？（请结合冷疗技术的禁忌证进行讨论）

第一节　概　　述

一、冷疗法的概念

冷疗法是指利用低于人体温度的物质作用于体表皮肤，通过神经传导引起皮肤和内脏器官血管的收缩，从而改变机体各系统血液循环和新陈代谢，达到治疗目的的方法。

人体皮肤分布着很多感受器，能感知各种刺激，如冷觉感受器。冷觉感受器位于真皮上层，比较集中于躯干上部和四肢，数量较温觉感受器多4～10倍，因此机体对冷刺激的反应比对热刺激敏感。当皮肤感受器感受到一定的温度刺激后，神经末梢发出冲动，经过传入神经纤维传到大脑皮质感觉中枢，感觉中枢对冲动进行识别，再通过传出神经纤维发出指令，机体产生反应。当刺激强烈时，神经冲动可不经过大脑，只通过脊髓反射使整个反射过程更迅速，以免机体受损。

二、冷疗法的效应

冷疗法虽然作用于皮肤表面，但会使机体产生局部或全身反应，包括生理效应和继发效应。

（一）生理效应

冷疗法的应用使机体产生不同的生理效应（表4-1）。

表 4-1 冷疗法的生理效应

生理指标	用冷	生理指标	用冷
血液流动速度	减慢	血液黏稠度	增加
细胞代谢率	减少	结缔组织伸展性	减弱
血管收缩及舒张情况	收缩	神经传导速度	减慢
需氧量	减少	体温	降低
毛细血管通透性	降低		

（二）继发效应

用冷应有适当的时间，以 20～30 分钟为宜。如持续用冷超过一定时间，就会产生与生理效应作用相反的现象，这种现象称为继发效应。如持续用冷 30～60 分钟后，则血管扩张，这是机体避免长时间用冷对组织造成损伤而引起的防御反应。因此患者如需反复进行冷疗法，中间必须休息 1 小时以上，让组织有个复原时间，防止产生继发效应而抵消生理效应。

三、冷疗法的影响因素

（一）方式

冷疗法分为干法（干冷）和湿法（湿冷）两大类。由于水是良好的导体，其传导性能优于空气，因此同样的温度，湿冷比干冷效果好。

（二）时间

用冷需要一定的时间才能达到预期效果，在一定时间范围内，随着时间的延长，效果逐渐增强，以至达到最大的治疗效果。但再继续用冷，机体的耐受性增强，敏感性降低，就会发生继发效应，反而抵消其治疗效应，甚至引起不良反应，如皮肤苍白、冻伤等。冷疗法周期多在 20～30 分钟。

（三）温度差

用冷的温度与体表温度相差越大，机体的反应越强，反之则越小。其次，环境温度也会影响冷效应，如室温过低，冷效应增加；室温过高，冷效应降低。

（四）面积

用冷面积越大，产生的效应越强，效果越显著；反之用冷面积越小，效果就越弱。但要注意，使用面积越大，患者的耐受性越差，且会引起全身反应。

（五）部位

身体各部位皮肤有厚薄之分，皮肤较薄处，对冷的敏感性高，则效果较好。血液循环良好的部位用冷效果较好，临床上为高热患者物理降温时，常将冰袋放置于大血管处，以增强散热。

（六）个体差异

由于机体的状态、年龄、性别、肤色及生活环境不同，对用冷的耐受性会有差异，所以对同一温度的刺激，会产生不同的效应。婴幼儿由于体温调节中枢功能未成熟，对冷刺激的适应能力较差；老年人由于体温调节功能衰退，对冷刺激反应的敏感性降低；女性对冷刺激较男性敏感；身体虚弱、意识不清、昏迷、感觉迟钝、麻痹或血液循环受阻者，对冷刺激反应的敏感性降低，容易造成冻伤。长期居住在寒冷地区者对冷的耐受性较高。

第二节 冷疗法的应用

冷疗法是临床常用的护理技术，且有较多的方式方法，根据使用的面积及方式，冷疗法可分为局部冷疗法和全身冷疗法。局部冷疗法包括冰袋、冰囊、冰帽、化学致冷袋的使用和冷湿敷法等。在临床护理工作中，应了解各种冷疗法的特点，熟悉冷疗法的目的、方法、禁忌，以确保安全有效使用。

一、冷疗法的目的

（一）减轻局部充血或出血

冷疗法可使皮肤浅层血管收缩，毛细血管通透性降低，减轻局部充血；同时冷疗还可使血流减慢，血液黏稠度增加，有利于血液凝固而控制出血。冷疗法适用于局部软组织损伤的初期、扁桃体切除、鼻出血等患者。

（二）减轻组织的肿胀与疼痛

冷可使血管收缩，降低血管的通透性，使渗出减少，从而减轻由于组织肿胀压迫末梢引起的疼痛；同时，冷也抑制了组织细胞的活动，减慢神经冲动的传导速度，降低神经末梢的敏感性，缓解了疼痛。冷疗法适用于急性软组织扭伤的早期、牙痛、烫伤。

（三）降低体温

冷直接与皮肤接触，通过传导使体温降低；同时机体遇冷使皮肤血管收缩，减慢血液循环和代谢作用，可以间接降低体温。冷疗法适用于高热、中暑患者；也可用于脑外伤、脑缺氧的患者，通过局部或全身降温，减少脑细胞需氧量，从而有利于脑细胞功能的恢复。

（四）控制炎症扩散

冷使局部血流量减少，降低细菌的活力和细胞的代谢，从而限制炎症的扩散。冷疗法适用于炎症的早期。

二、冷疗法的禁忌

（一）血液循环障碍

因循环不良，组织营养不足，若使用冷疗，可使局部血管收缩，加重血液循环障碍，导致局部组织缺血缺氧而变性坏死。因此对休克、微循环明显障碍的患者，不宜用冷疗法。

（二）慢性炎症或深部化脓性病灶

因冷疗可使局部血流量减少，妨碍炎症的吸收。

（三）组织损伤、破裂或有开放性伤口处

因冷疗会使血液循环障碍加重，加重组织损伤，且影响伤口愈合，尤其大范围组织损伤，应禁止冷疗。

（四）对冷过敏

对冷过敏者使用冷疗可出现红斑、荨麻疹、关节疼痛、肌痉挛等过敏症状。

（五）慎用冷疗法的情况

如昏迷、感觉异常、年老体弱者、婴幼儿、关节疼痛、心脏病、哺乳期产妇胀奶等应慎用冷疗法。

（六）冷疗的禁忌部位

1．枕后、耳郭、阴囊处用冷易引发冻伤。

2．心前区用冷易引起反射性心率减慢、心房颤动或心室颤动及房室传导阻滞。

3．腹部用冷易引起腹痛、腹泻。

4．足底用冷易引起反射性末梢血管收缩而影响散热，同时也可能引起一过性冠状动脉收缩。

三、冷疗技术

（一）冰袋（冰囊）的使用

【目的】

降温、止血、镇痛、消炎和消肿。

【操作前准备】

1．评估患者并解释

（1）评估患者：年龄、病情、体温、治疗情况，局部皮肤状况，活动能力和合作程度。

（2）检查冰袋（冰囊）的密闭性。

（3）向患者及其家属解释冰袋（冰囊）使用的目的、方法、注意事项及配合要点。

2．患者准备　了解冰袋（冰囊）使用的目的、方法、注意事项及配合要点，体位舒适、愿意合作。

3．环境准备　室温适宜，酌情关闭门窗，避免对流风直吹患者。

4．护士准备　衣帽整洁，修剪指甲，洗手、戴口罩。

5．用物准备　治疗盘内备：冰袋或冰囊（图4-1）、布套、毛巾。治疗盘外备：冰块、帆布袋、木槌、脸盆及冷水、勺。

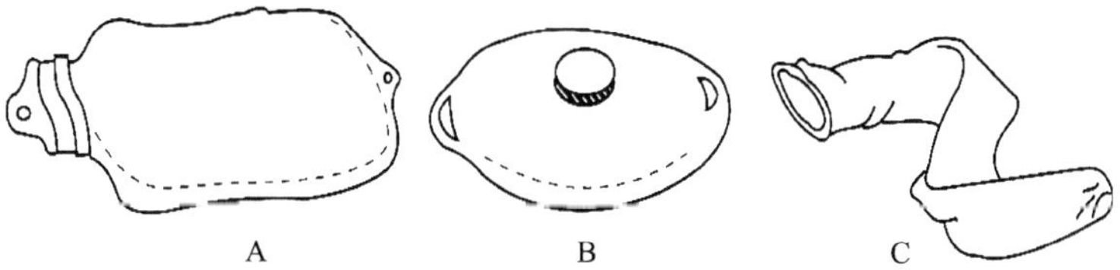

图4-1　冷疗法用物

A．冰袋；B．冰帽；C．冰囊

【操作步骤】

步骤	要点与说明
1．备冰袋：将冰敲成小块，冷水冲去棱角。将碎冰块装入冰袋（1/2～2/3满），平放排气后，夹紧袋口用毛巾擦干冰袋，倒提检查无漏水后套上布套	·冲去棱角，避免棱角损坏冰袋而漏水，造成患者不适 ·排尽空气是因为空气可加速冰的融化 ·避免冰袋与患者皮肤直接接触
2．携用物至患者床旁，核对患者床号、姓名，解释操作的目的、过程	·认真执行查对制度，避免差错事故的发生
3．将冰袋置于需要用冷敷的部位	·放置在不能受压部位时，可以将冰袋悬吊，以减轻局部压力
4．一次放置时间应少于30分钟	·以防产生继发效应

续表

步骤	要点与说明
5. 观察局部皮肤血液循环情况，观察冰袋有无漏水、冰块是否融化，如有应及时更换	·如出现局部皮肤苍白、青紫或有麻木感应立即停止冷敷
6. 用物处理：冰袋倒尽水后倒挂晾干，吹入少量空气放于阴凉处，布套洗净备用	
7. 记录部位、时间、效果、反应等	·便于评价

【注意事项】

1．随时观察，检查冰袋有无漏水，是否已夹紧。冰块融化后应及时更换，保持布袋干燥。

2．用冷最长不超过 30 分钟，长时间使用者需休息 60 分钟后方可再次使用以防发生继发反应；观察用冷部位局部情况，倾听患者主诉，有异常反应时立即停止用冷。

3．高热降温时冰袋应置于患者头顶部、前额或体表大血管处如颈部、腋下、腹股沟等处（当体温降至 39℃以下时，应取下冰袋，30 分钟后测量体温并记录）。扁桃体摘除术后可将大小适宜的冰袋置于颈前颌下预防出血。

【健康教育】

1．向患者及其家属介绍使用冰袋的目的、作用、方法。

2．说明使用冰袋的注意事项及应达到的治疗效果。

（二）冷湿敷

【目的】

降温、消炎、消肿、减轻疼痛。

【操作前准备】

1．评估患者并解释

（1）评估患者的年龄、病情、体温、意识和治疗状况等。

（2）评估患者局部的皮肤状况，如颜色、温度、有无开放性伤口等，有无感觉障碍及对冷耐受情况等。

（3）评估患者的活动能力和合作程度及心理反应。

（4）向患者及其家属解释冷湿敷的目的、方法、注意事项及配合要点。

2．患者准备　了解并接受冷湿敷的作用，了解冷湿敷的方法。

3．环境准备　确保室内无对流风直吹患者，必要时用屏风遮挡。

4．护士准备　着装整洁，修剪指甲，洗手、戴口罩。

5．用物准备　治疗盘内放：弯盘、纱布、敷布 2 块、长把钳子 2 把、凡士林、棉签、小橡胶单、治疗巾、毛巾。治疗盘外备：小水盆（内盛冰水）。必要时备热水袋、屏风，有伤口者需要备换药用物。

【操作步骤】

步骤	要点与说明
1. 核对、解释：携用物至患者床旁，核对患者姓名、床号，解释冷湿敷的作用及方法，取得患者的合作	·避免差错
2. 敷前准备：暴露冷敷部位，在冷敷部位下垫橡胶单、中单，冷敷部位涂凡士林后盖上一层纱布	·保护皮肤及床单位 ·必要时用屏风遮挡，保护患者隐私

续表

步骤	要点与说明
3．冷敷：将敷布浸入冰水中，用钳子拧至半干（图 4-2），抖开敷布，折叠后敷在患处	·敷布须浸透，拧至不滴水为宜
4．冷敷后每 3～5 分钟更换一次，15～20 分钟后，撤掉用物	·避免产生继发效应
5．清理用物	·消毒备用
6．记录	·便于评价

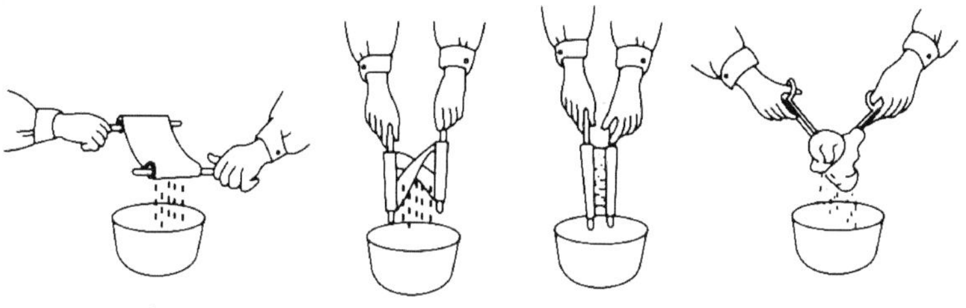

图 4-2　冷湿敷拧敷布方法

【注意事项】

1．注意观察局部皮肤情况及患者反应。

2．冷敷部位如为开放性伤口，应按无菌原则处理。

3．敷布湿度得当，以不滴水为度。

4．若为降温，则使用冷湿敷 30 分钟后应测量体温，并将体温记录在体温单上。

【健康教育】

1．向患者及其家属解释用冷湿敷的目的、作用和方法。

2．说明使用冷湿敷的注意事项及应达到的治疗效果。

（三）温水擦浴或酒精擦浴

【目的】

为高热患者降温。

【操作前准备】

1．评估患者并解释

（1）评估患者的年龄、病情、体温、意识、治疗状况等。

（2）评估患者局部的皮肤状况。

（3）评估患者的活动能力和合作程度及心理反应。

（4）向患者及其家属解释酒精（温水）擦浴的目的、方法、注意事项及配合要点。协助患者排尿。

2．患者准备　了解并接受酒精（温水）擦浴的作用，了解酒精（温水）擦浴的方法。

3．环境准备　关闭门窗，必要时用屏风遮挡。

4．护士准备　着装整洁，修剪指甲，洗手、戴口罩；熟悉酒精（温水）擦浴的作用及操作方法。

5．用物准备　治疗碗内盛 30%～50% 酒精 100～200ml（温度 30℃左右）或温水（32～

34℃）一盆、小毛巾2条、大毛巾、衣裤、热水袋、冰袋、屏风和水温计。

【操作步骤】

步骤	要点与说明
1．核对、解释：携用物至患者床旁，核对患者姓名、床号，解释擦浴的目的及配合方法，取得患者的合作	·避免差错
2．安置体位：协助患者取舒适卧位，用屏风遮挡，排便	·保护患者隐私
3．置冰袋、热水袋：将冰袋置于头部，将热水袋置于足底部（水温60～70℃），协助患者露出擦拭部位，身下垫大毛巾	·将冰袋置于头部有助于降温，并可以防止擦浴时全身表皮毛细血管收缩，引起头部充血 ·将热水袋置于足底，使患者舒适，并促进足底血管扩张，有利于散热
4．擦浴：将小毛巾拧至半干缠在手上成手套式以离心方向边擦边按摩	
5．擦浴顺序	
（1）上肢 颈侧→上臂外侧→手背 腋窝→上臂内侧→手心 （帮助患者侧卧）	·擦至腋窝、肘窝、手心处，稍用力，并停留时间长些，有利于散热
（2）背部 颈下肩部→背部→臀部。擦干皮肤，更换上衣	
（3）下肢 髂部→大腿外侧→足背 腹股沟→大腿内侧→内踝 股下→腘窝→足跟。擦干皮肤，更换裤子	·擦至腹股沟、腘窝处，稍用力，并停留时间长些，有利于散热
6．擦浴后撤下热水袋，并整理好床单位及用物	
7．记录：擦浴后30分钟后测量体温，并记录	·体温降至38.5℃以下应取下头部冰袋

【注意事项】

1．操作中密切观察患者全身反应及皮肤表面有无发红、苍白、出血点等，如有面色苍白、寒战，或脉搏、呼吸异常时，应停止擦浴，并报告医生。

2．擦浴时间不超过20分钟。

3．禁忌擦胸前区、腹部、后颈，足底。

4．新生儿、血液病患者及新生儿禁忌擦浴降温。

【健康教育】

1．向患者及其家属解释全身擦浴的目的、作用、方法。

2．说明全身擦浴应达到的治疗效果。

临床模拟情境讨论　患者，范某，女，19岁。近一周因天气突然变冷受凉引起咳嗽，咽喉疼痛，自行服用感冒药两天后，咳嗽加重且伴有白色黏液痰，脸发红触摸很烫，呼吸急促，来医院就诊，经门诊拍摄X线片检查诊断为肺炎，收入院。

情境：责任护士给患者测体温，为39.8℃。

讨论题：

1．护士该如何正确为患者实施降温？（结合全身用冷的选择等进行讨论）

2．护士在为患者实施全身擦浴时，旁边的家属说："这样擦擦有什么用，还不如输液好得快。"如果你是护士应如何对患者及其家属进行宣教？（结合患者及其家属的具体情况从健康教育角度进行讨论）

第 5 章

热 疗 法

临床模拟情境病案导入 患者，陈某，女，21 岁。一周前在体育课上不慎摔倒，当时只觉得痛，也没在意，昨晚洗澡时发现右侧大腿外侧大片青紫，今天上午请假去医院就诊，经门诊初步检查确诊为右侧大腿外侧软组织损伤。

情境：当接诊护士检查受伤部位时，发现瘀血范围很大，患者也很担心。

讨论题：

1. 如果你是该患者的接诊护士，此时应采取什么护理措施以促进受伤部位的康复？（请结合热疗的生理效应、热疗的目的、热疗的技术进行讨论）

2. 你如何对患者做健康指导，使患者积极配合以促进康复？（请结合热疗的生理效应、热疗的目的、热疗的技术进行讨论）

第一节 概 述

一、热疗法的概念

热疗法是指将高于人体温度的物品作用于体表皮肤，通过神经传导引起皮肤和内脏器官血管的扩张，从而改变机体各系统体液循环和新陈代谢，达到治疗目的的一种方法。

当皮肤感受器感受到一定的温度刺激后，神经末梢发出冲动，经过传入神经纤维传到大脑皮质感觉中枢，感觉中枢对冲动进行识别，再通过传出神经纤维发出指令，机体产生反应。当刺激强烈时，神经冲动可不经过大脑，只通过脊髓反射使整个反射过程更迅速，以免机体受损。

二、热疗法的效应

热疗法虽然是作用于皮肤表面，但会使机体产生局部甚至全身的反应，包括生理效应和继发效应。

（一）生理效应

热疗法的应用使机体产生不同的生理效应（表 5-1）。

表 5-1 热疗法的生理效应

生理指标	用热	生理指标	用热
血液流动速度	加快	血液黏稠度	降低
细胞代谢率	增加	结缔组织伸展性	增强
血管收缩 / 舒张情况	舒张	神经传导速度	加快
需氧量	增加	体温	上升
毛细血管通透性	增高		

（二）继发效应

用热应遵守持续时间。如持续用热时间过长（如超过 30 分钟），就会产生与生理效应相反的作用，这种现象称为继发效应。如热疗可使血管扩张，但持续用热 30～45 分钟后，则会使血管收缩。患者如需反复进行热疗法，间歇期必须达 1 小时以上，防止产生继发效应而抵消生理效应甚至对身体造成损害。

三、热疗法的影响因素

（一）方式

热疗法分为干法（干热）和湿法（湿热）两大类。由于水是良好的导体，其传导性能优于空气，因此同样的温度，湿热比干热效果好。

（二）时间

用热需要达到一定的时间才能达到预期效果，在一定时间范围内，随着时间的延长，效果逐渐增强，以至达到最大的治疗效果。但再继续延长，就会发生继发效应，甚至引起不良反应，如烫伤等。热疗一般在 20～30 分钟为宜。

（三）面积

用热面积越大，产生的效应越强，效果越显著；反之用热面积越小，效果就越弱。但要注意，使用面积过大，常会引起全身反应。

（四）部位

身体各部位皮肤有厚薄之分，皮肤较薄处，对热的敏感性高。

（五）个体差异

由于机体的状态、年龄、性别、肤色及生活环境不同，对用热的耐受性会有差异，所以同一温度的刺激，会产生不同的效应。由于婴幼儿体温调节中枢功能未成熟，对热的适应能力较差；由于老年人体温调节功能衰退，对热刺激反应的敏感性降低；女性对热刺激较男性敏感；身体虚弱、意识不清、昏迷、感觉迟钝、麻痹或血液循环受阻者，对热的敏感性降低，容易造成烫伤。

第二节　热疗法的应用

热疗法是临床中常用的护理技术，且有较多的方式方法，根据使用的面积及方式，热疗法可分为局部热疗法和全身热疗法。局部热疗法包括热水袋、烤灯的使用，热湿敷法、热水坐浴等。在临床护理工作中，应了解各种热疗法的特点，熟悉热疗法的目的、方法、禁忌，以确保安全有效地使用。

一、热疗法的目的

（一）促进炎症的消散或局限

用热可使血管扩张，血液循环加速，促进组织中炎性渗出物的吸收，使炎症消散。同时因血流量增加，白细胞数量增加，吞噬能力增强和新陈代谢增加，使机体局部或全身的抵抗力和修复力增强。因而炎症早期用热，可促进炎性渗出物吸收与消散，炎症后期用热，可促进白细胞释放蛋白溶解酶，使炎症局限化。适用于睑腺炎、乳腺炎等患者。

（二）减轻疼痛

用热可使血液循环加速，也加速了炎性渗出物的吸收，解除了对神经末梢的刺激与压迫，因而可缓解疼痛。同时用热可使肌肉组织和结缔组织的伸展性增加，增加了关节的活动度，因而减轻了肌痉挛、关节强直僵硬所致的疼痛。

（三）减轻深部组织充血

全身用热可使皮肤血管扩张，皮肤血流量增加。全身循环血量的重新分布，减轻了深部组织的充血和肿胀。

（四）保暖与舒适

用热可使皮肤血管扩张，促进血液循环，将热量带到全身，使体温升高。常用于早产儿、危重患者、末梢循环不良者及年老体弱者。

二、热疗法的禁忌

（一）未明确诊断的急腹症

用热可减轻疼痛，但容易掩盖病情真相而贻误诊断和治疗。

（二）面部危险三角区感染

因该处血管丰富，且面部静脉无静脉瓣，又与颅内海绵窦相通，热疗可使该处血管扩张，血流量增多，导致细菌和毒素进入血液循环，促进炎症扩散，易造成严重的颅内感染和败血症。

（三）各种脏器出血时

用热可使局部血管扩张而加重内脏的出血倾向。

（四）软组织损伤或扭伤的初期（48小时内）

软组织损伤在48小时内用热可促进血液循环，加重皮下出血、肿胀、疼痛。

（五）其他

1．皮肤湿疹　热疗可加重皮肤受损，也使患者因痒感加重而不适。

2．心、肝、肾功能不全者　大面积热疗使皮肤血管扩张，减少对内脏器官的血液供应，加重病情。

3．急性炎症　如结膜炎，热疗可使局部温度升高，会使细菌繁殖及分泌物增多，加重病情。

4．孕妇　热疗可影响胎儿的生长。

5．金属移植物部位、人工关节　金属是热的良好导体，用热易造成烫伤。

6．恶性病变部位　热疗可使异常细胞加速新陈代谢而加重病情，同时又促进血液循环而使肿瘤扩散、转移。

7．睾丸　用热会抑制精子发育并破坏精子。

8．麻痹、感觉异常者、婴幼儿、老年人慎用热疗。

三、热 疗 技 术

（一）热水袋的使用

【目的】

保暖、解痉、镇痛，促进舒适。

【操作前准备】

1．评估患者并解释

（1）评估患者的年龄、病情、体温、意识、治疗情况，局部皮肤状况，活动能力及合作程度。

（2）向患者及其家属解释热水袋使用的目的、方法、注意事项及配合要点。

2．患者准备 了解热水袋使用的目的、方法、注意事项及配合要点，体位舒适、愿意合作。

3．环境准备 调节室温，酌情关闭门窗，避免对流风直吹患者。

4．护士准备 衣帽整洁，修剪指甲，洗手、戴口罩。

5．用物准备 治疗盘内备：热水袋及外套、水温计、毛巾；治疗盘外备：水罐、热水。检查热水袋有无破损、塞子是否与之配套。测量并调节水温至所需温度。

【操作步骤】

步骤	要点与说明
1．备热水袋：热水袋去塞放平，一手持袋口另一手灌热水，灌水至1/2～2/3满，慢慢放平水袋，驱尽袋内空气，拧紧塞子，用毛巾擦干后倒提热水袋检查是否漏水；将热水袋放入外套	·成人一般情况下水温调节至60～70℃ ·昏迷、老年人、小儿、麻醉未醒、末梢循环不良、感觉迟钝等患者的水温应低于50℃，热水袋外加套增加舒适度
2．核对解释：携用物至患者床旁，核对患者床号、姓名，解释操作的目的、过程；将热水袋放置所需部位	·认真执行查对制度，避免差错事故的发生 ·谨慎小心，避免烫伤
3．放置不超过30分钟	·以防产生继发效应
4．观察局部皮肤血液循环情况	·如有潮红，应立即停止使用，并在局部涂凡士林以保护皮肤
5．用物处理：热水袋倒尽水后倒挂晾干，吹入少量空气放于阴凉处，布套洗净备用	·以防热水袋橡胶粘连
6．记录部位、时间、效果和反应等	·便于评价

【注意事项】

1．根据不同的目的，掌握正确的使用时间，用于治疗时间不应超过30分钟，用于保暖则可持续使用。热水袋内水温降低后应及时更换。

2．加强巡视，定期检查局部皮肤情况，必要时床边交班。

3．炎症部位热敷，热水袋内的水宜1/3满，以免压力过大。

【健康教育】

1．向患者及其家属介绍使用热水袋的目的、作用和方法。

2．说明使用热水袋的注意事项及应达到的治疗效果。

（二）红外线灯的使用

可由红外线灯提供辐射热，用于婴儿红臀、会阴部伤口及植皮供皮区的相关治疗等。

【目的】

消炎、解痉、镇痛，促进创面干燥结痂，保护肉芽组织生长，利于伤口愈合。

【操作前准备】

1．评估患者并解释

（1）评估患者的年龄、病情、体温、意识、治疗情况，局部皮肤状况，活动能力及合作程度。

（2）向患者及其家属解释红外线灯使用的目的、方法、注意事项及配合要点。

2．患者准备 了解红外线灯使用的目的、方法、注意事项及配合要点，体位舒适、愿意合作。

3．环境准备 调节室温，酌情关闭门窗，必要时用屏风遮挡。

4．护士准备 衣帽整洁，修剪指甲，洗手、戴口罩。

5．用物准备 红外线灯。必要时备有色眼镜、纱布、屏风。检查红外线灯的完好性。

【操作步骤】

步骤	要点与说明
1．根据需要准备不同功率的红外线灯头	·手、足等小部位用250W ·胸腹、腰背部等部位可用500～1000W
2．核对解释：携用物至患者床旁，核对患者床号、姓名，解释操作的目的、过程	·认真执行查对制度，避免差错事故的发生
3．协助患者采取舒适体位，暴露治疗部位	·必要时用屏风遮挡，保护患者隐私
4．移动红外线灯头至治疗部位的斜上方或侧方，一般灯距35～50cm，以患者感觉温热为宜	·防止烫伤，如灯头有保护罩则可垂直照射
5．照射20～30分钟	·以防产生继发效应
6．观察全身及局部皮肤血液循环情况	·告知患者如有过热、心悸、头晕等感觉及时通知医护人员
7．用物处理	·嘱患者休息15分钟后再离开治疗室，以防感冒
8．记录部位、时间、效果、反应	·便于评价

【注意事项】

1．照射面颈部、胸部的患者，应注意保护眼睛，可戴有色眼镜或用湿纱布遮盖。

2．照射过程中，应注意观察患者的皮肤反应，如皮肤出现桃红色的均匀红斑，为合适剂量；如皮肤出现紫红色，应立即停止照射，并涂凡士林保护皮肤。

【健康教育】

1．向患者及其家属解释使用烤灯的目的、作用和方法。

2．说明使用烤灯的注意事项及治疗效果。

（三）热湿敷

【目的】

促进局部血液循环、消炎、消肿并减轻疼痛。

【操作前准备】

1．评估患者并解释

（1）评估患者的年龄、病情、体温、意识、治疗状况等。

（2）评估患者局部的皮肤状况，如颜色、温度、有无开放性伤口等，有无感觉障碍及对热耐受情况等。

（3）评估患者的活动能力和合作程度、心理反应及配合要点。

（4）向患者及其家属解释热湿敷的目的、方法、注意事项及配合要点。

2．患者准备 了解热湿敷的目的、方法、注意事项及配合方法，体位舒适、愿意合作。

3．环境准备 室内无对流风直吹患者，必要时用屏风遮挡。

4．护士准备 着装整洁，修剪指甲，洗手、戴口罩。

5．用物准备　小水盆（内盛热水）、水温计、热水瓶或热源；治疗盘内放：弯盘、纱布、敷布（2 块）、长把钳子（2 把）、凡士林、棉签、小橡胶单、治疗巾和毛巾。必要时备热水袋、屏风，有伤口者需要备换药用物。

【操作步骤】

步骤	要点与说明
1．核对、解释：携用物至患者床旁，核对患者姓名、床号，解释热湿敷的作用及方法，取得患者的合作	·避免差错
2．敷前准备：暴露热敷部位，在热敷部位下垫橡胶单、中单，热敷部位涂凡士林后盖上一层纱布	·保护皮肤及床单位 ·必要时用屏风遮挡，保护患者隐私
3．热敷：将敷布浸入温水中，用钳子拧至半干，抖开敷布，折叠后敷在患处	·敷布须浸透，拧至不滴水为宜
4．热敷后，每 3～5 分钟更换一次，15～20 分钟后撤掉用物	·避免产生继发效应
5．清理用物	·消毒备用
6．记录热敷的部位、时间、效果、反应	·便于评价

【注意事项】

1．一般水温为 50～60℃，敷布要浸湿，以拧至不滴水为宜。

2．维持水温，也可将热水袋放置于敷布上方，以维持温度，热敷时间不宜过长，以防产生继发效应。

3．热敷时注意观察患者皮肤情况及患者反应。

4．若热湿敷部位为开放性伤口，需按无菌技术处理伤口。

【健康教育】

1．向患者及其家属解释使用热湿敷的目的、作用和方法。

2．说明使用热湿敷的注意事项及治疗效果。

（四）热水坐浴

【目的】

消肿、止痛、消炎，用于会阴、肛门、外生殖器疾病患者及盆腔充血、水肿。

【操作前准备】

1．评估患者并解释

（1）评估患者的基本状况，如意识状况、年龄、病情、活动能力及治疗情况。

（2）评估患者局部皮肤、伤口状况。

（3）评估患者的心理反应及合作程度。

（4）向患者及其家属解释热水坐浴的目的、方法、注意事项。

2．患者准备

（1）了解热水坐浴的目的、方法、注意事项及配合要点。

（2）排尿、排便，并清洗局部皮肤。

3．环境准备　调节室温，酌情关闭门窗，用屏风遮挡。

4．护士准备　衣帽整洁，修剪指甲，洗手、戴口罩。

5．用物准备　坐浴椅上置无菌坐浴盆，内盛 40～45℃热水（根据医嘱加药）约 1/2 满，毛巾、无菌纱布；必要时备屏风、换药用物。

【操作步骤】

步骤	要点与说明
1．核对、解释：携用物至患者床旁，核对患者姓名、床号，解释坐浴的作用及方法，取得患者的合作	·避免差错
2．坐浴前准备：配置药液置于浴盆内，调节水温至 40～45℃，浴盆置于坐浴椅（图 5-1）	·避免烫伤
3．关闭门窗、必要时屏风遮挡	·保护患者隐私
4．坐浴：协助患者脱裤至膝部，先用纱布蘸拭，待臀部皮肤适应水温后再坐入盆中	·水温合适，避免烫伤，臀部完全浸没
5．坐浴时间为 15～20 分钟，坐浴期间及时添加热水，保持水温	·防止患者着凉
6．观察效果及反应	·如出现面色苍白、脉搏加快、眩晕等情况立即停止坐浴
7．清理用物	·消毒备用
8．记录相关情况	·便于评价

【注意事项】

1．坐浴部位有伤口，应备无菌浴盆及药液，坐浴后按换药法处理伤口。

2．女患者经期、妊娠后期、产后 2 周内、阴道出血和盆腔急性炎症不宜坐浴，以免引起感染。

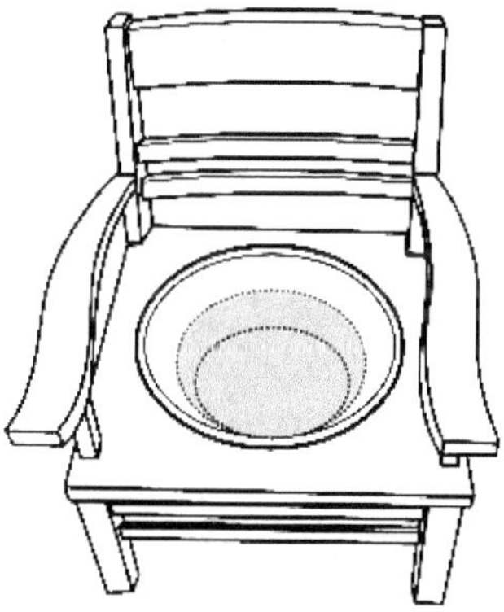

图 5-1 坐浴椅

【健康教育】

1．向患者及其家属解释使用热水坐浴的目的、作用、方法。

2．说明使用热水坐浴的注意事项及治疗效果。

（五）局部浸泡或温水浸泡

【目的】

消炎、镇痛、清洁及消毒伤口。

【操作前准备】

1．评估患者并解释

（1）评估患者的基本状况，如意识状况、年龄、病情、活动能力及治疗情况。

（2）评估患者局部皮肤、伤口状况。

（3）评估患者的心理反应及合作程度。

（4）向患者及其家属解释局部浸泡使用的目的、方法、注意事项及配合要点。

2．患者准备　了解局部浸泡使用的目的、方法、注意事项及配合要点，体位舒适、愿意合作，排空二便。

3．环境准备　调节室温，酌情关闭门窗，用屏风遮挡。

4．护士准备　衣帽整洁，修剪指甲，洗手、戴口罩。

5．用物准备　浸泡盆内盛 40～45℃热水（根据医嘱加药）约 1/2 满，毛巾、无菌纱布；必要时备屏风、换药用物。

【操作步骤】

步骤	要点与说明
1. 核对、解释：携用物至患者床旁，核对患者姓名、床号，解释局部浸泡的作用及方法，取得患者的合作	·避免差错
2. 浸泡前准备：配置药液置于浸泡盆内，调节水温至40～45℃	·避免烫伤
3. 关闭门窗、必要时屏风遮挡	·保护患者隐私
4. 浸泡：协助患者将肢体慢慢放入浸泡盆，必要时用长镊子夹纱布轻擦创面	·水温合适，避免烫伤，完全浸没
5. 浸泡时间为30分钟，浸泡期间及时添加热水，保持水温	·防止患者着凉，避免发生继发效应 ·添加热水时，应将肢体移出盆外
6. 观察效果及反应	
7. 清理用物	·消毒备用
8. 记录相关情况	·便于评价

【注意事项】

1. 浸泡过程中，注意观察患者的局部皮肤，如出现发红、疼痛时，应及时处理。
2. 有伤口的患者，需用无菌浸泡盆及浸泡液，浸泡后按换药法处理伤口。

【健康教育】

1. 向患者及其家属解释使用温水浸泡的目的、作用和方法。
2. 说明温水浸泡的的注意事项及治疗效果。

临床模拟情境讨论 患者，柯某，女，28岁。一直以来月经周期很不规律，且伴有比较严重的痛经。昨天来月经后，小腹部一直胀痛，今天疼痛更加剧烈，无法坚持工作，下午请假来医院就诊。

情境：接诊护士看到患者来就诊时，满脸痛苦，弯着腰，捂着肚子。

讨论题：如果你是该患者的接诊护士，此时应采取哪些护理措施以减轻患者的疼痛？（请结合热疗的生理效应、热疗的目的、热疗技术中的热水袋及湿热敷进行讨论）

第6章 饮食与营养

临床模拟情境病案导入 患者，潘某，女，17岁。患者近半年来经常感到上腹部隐痛，常伴有恶心、嗳气，近1个月疼痛加剧，并伴头晕，几天前偶尔发现大便呈黑色来医院就诊，经门诊初步检查诊断为胃溃疡待查，入院。

情境：下午，患者在父母的陪同下进入病区，责任护士在入院护理体检时获知该患者平时不吃早餐，为保持体型每天吃得也很少，面色苍白。

讨论题：根据患者的基本病情，你作为责任护士应如何分析判断该患者的饮食习惯与目前所患疾病的关系？如何对患者及其家长进行建立科学合理饮食习惯的健康教育？（请结合饮食、营养与健康的关系进行讨论）

饮食与人类的健康密切相关。合理的饮食可以保证机体正常的生理功能和生长发育，提高机体免疫力，并能延年益寿。而不良的饮食可以引起人体各种营养物质失衡，甚至易导致各种疾病的发生。在机体患病时，均衡的饮食与充足的营养也是促进疾病康复的有效手段。因此，护理人员应具备一定的饮食与营养方面的知识，并在饮食护理中正确评估患者营养状况和需要，指导患者合理饮食，采取有效措施满足患者对饮食与营养的需要。

第一节 营养与健康

食物与阳光、空气、土壤一样，是人类赖以生存的物质，人体为了维持生命保证正常的生长发育和活动，预防疾病及促进疾病康复，每天必须通过饮食摄取足够的营养物质。人体需要的营养素有六大类，即糖类、蛋白质、脂肪、水、维生素和矿物质，其中水是构成人体最重要的成分。这些营养素的主要功能是：供给能量，构成及修补组织，调节生理功能等。

一、人体对营养的需要

（一）热能

一切生物维持生命活动和生长发育及从事各种活动所需要消耗的能量称热能。人体所需要的热能是由食物在体内经酶的作用进行生物氧化所释放出来的能量提供的，糖类、脂肪、蛋白质是提供热能的主要营养素，故又被称为“产热营养素”。人体对热能的需要量受年龄、性别、劳动量、环境等因素的影响。根据中国营养学会的推荐标准，我国成年男子每天的热量供给量为11.29MJ/d，成年女子为9.62MJ/d。

（二）营养素

各种营养素的生理功能、主要来源及每日供给量，见表6-1。

表 6-1 各种营养素的生理功能、主要来源、供给量

营养素	生理功能	主要来源	每日供给量（成人）
蛋白质	参与构成和修补人体细胞、组织，构成酶、激素、免疫物质等，维持血浆胶体渗透压，供给热能	肉类、水产类、豆类、蛋类及乳类	男性：80g 女性：70 g 占膳食总热能的 10%～14%
脂肪	提供及储存能量，参与构成机体组织，维持体温，保护脏器，促进脂溶性维生素的吸收	动物性食品、食用油、黄油及奶油等	50g 占膳食总热能的 20%～30%
糖类	供给热能，构成机体组织，保肝解毒，抗生酮作用	谷类、薯类、根茎类、豆类、食糖水果等	占总热能的 60%～70%
维生素			
维生素 A	参与正常视觉活动和上皮生长，促进生长发育，过量可致中毒	动物肝脏、奶制品、禽类、胡萝卜、绿叶蔬菜、水果等	男性：800μgRE 女性：700μgRE （视黄醇当量）
维生素 D	调节钙磷代谢，促进钙磷吸收，过量可致中毒	鱼肝油、海鱼及动物肝脏、蛋黄、奶油、日光照射等	5μg
维生素 E	抗氧化作用，保持红细胞的完整性，参与 DNA 的合成	植物油、谷类、坚果类、绿叶蔬菜等	10mg
维生素 K	参与凝血因子的合成	菠菜、白菜等，肠道菌群可合成	20～100μg
维生素 B_1	构成辅酶，参与糖代谢、氨基酸代谢，调节神经生理活动，维持心脏、神经及肌肉的正常功能	动物内脏、肉类、豆类、花生、未加工的谷类等	男性：1.4mg 女性：1.3mg
维生素 B_2	构成体内多种氧化酶，激活维生素 B_6，与体内铁代谢有关	动物内脏、乳类、蛋类、豆类、蔬菜等	男性：1.4mg 女性：1.2mg
维生素 B_6	参与多种酶系代谢（尤其是氨基酸代谢）	肉类、鱼类、禽类、蛋类、豆类	1.2mg
维生素 B_{12}	形成辅酶，提高叶酸利用率，促进红细胞发育和成熟	肉类、禽类、贝壳类	2.4μg
维生素 C	促进胶原、抗体合成，参与胆固醇代谢，防治坏血病，保护细胞膜，治疗贫血，促进铁吸收	新鲜蔬菜和水果	80mg
叶酸	参与各种代谢，促进红细胞生成以及 RNA、DNA、蛋白质的合成	绿叶蔬菜、动物内脏、牛肉、菜花及土豆等	3.1μg/kg
矿物质			
钙	构成骨骼和牙齿，维持肌肉、神经的正常兴奋性，激活凝血酶等	乳及乳制品、大豆、小虾米、海带等	800mg
磷	是构成骨骼、牙齿、软组织的重要成分，参与多种酶、辅酶的合成，调节酸碱平衡，调节能量释放	广泛存在于动、植物食品中	700mg
铁	组成血红蛋白与肌红蛋白、参与氧的运输，与红细胞形成和成熟有关；促进抗体的产生及药物在肝脏的解毒	动物肝脏、动物全血、肉类及鱼类	男性：15 mg 女性：20 mg

续表

营养素	生理功能	主要来源	每日供给量（成人）
碘	参与甲状腺素合成	海产品、海盐	150μg
锌	促进生长发育和组织再生，酶的组成成分或酶的激活剂，促进食欲，促进维生素 A 代谢，参与免疫功能	海产品、肉类、家禽、坚果类	男性：15 mg 女性：11.5 mg
水	构成人体组织、运送代谢产物和营养物质，维持体温，溶解营养素和代谢物，维持消化、吸收功能	代谢产生的水，食物中含有的水、饮用水	2～3L

（三）膳食纤维

膳食纤维是指能抗人体小肠消化吸收而在人体大肠能部分或全部发酵的可食用的植物性成分、糖类及其相类似物质的总和。主要包括纤维素、半纤维素、果胶、树胶、多糖、寡糖、木质素等成分。主要分布于全谷类食物、植物的根、茎、叶、花、果、种子中。个体每天膳食纤维的摄入量应达到 25～30g。膳食纤维在饮食与健康中所起到的重要作用日益为人们所认识。膳食纤维在人类的饮食营养中主要具有以下功能。

1. 容易产生饱腹感并能延迟胃的排空，从而避免进食过量。

2. 增进肠蠕动，预防便秘，并通过促进排便减少有害代谢产物和外源性的有害物质与肠壁接触的机会，预防大肠癌。

3. 经结肠细菌酵解后可产生短链脂肪酸，提供结肠黏膜所需能量，并可调节胃肠道神经功能，平衡激素水平，刺激消化酶分泌，控制血糖浓度，调节脂质代谢，降低血胆固醇，预防胆结石。

4. 影响肠内细菌代谢，维持肠道菌群的动态平衡，改善肠道环境。

二、饮食、营养与健康的关系

饮食是人体摄取营养素的根本途径，饮食不当，营养不足或过剩都可引起疾病。因此，饮食和营养对维持机体的健康有着非常重要的作用。

（一）促进生长发育

科学的饮食、合理的营养对人体的身体和精神发育都起着决定性作用，是维持生命活动的重要物质基础。营养素的缺乏可影响患者的身心发育。

（二）构成机体组织

各种营养素是构成机体组织的物质基础，如蛋白质是构成人体细胞的重要成分，糖类参与构成神经组织，脂类参与构成细胞膜，维生素参与合成酶和辅酶，钙、磷等是构成骨骼的主要成分。

（三）供给能量

糖、脂肪、蛋白质在体内氧化后可提供能量，以供给机体进行各种生命活动。1g 糖、脂肪、蛋白质在体内氧化后分别产生 16.74kJ（约 4kcal）、37.66kJ（约 9kcal）、16.74kJ（约 4kcal）的热能。

（四）调节机体功能

人体功能活动是在神经系统、内分泌系统及各种酶的共同调节下完成的，各种营养素是构成上述调节系统的物质基础。任何一种营养素的缺乏都会影响机体的正常功能和新陈代谢，如维生素 B_{12} 缺乏可影响红细胞的发育和成熟，导致巨幼细胞贫血的发生。此外，适量的蛋白质、水和矿物质中的各种离子对维持机体内环境的稳定也具有重要的调节作用。

三、饮食、营养与疾病痊愈的关系

人体患病时常有不同程度的代谢变化和营养不良。因此，合理的饮食与营养是治疗疾病、促进康复的重要措施。其主要作用如下。

（一）补充额外损失和消耗的营养素

疾病和创伤可引起代谢的改变、热能的消耗增加及某些特定营养素的额外损失。若能及时、合理地调整营养素的摄入，补充足够的营养，则可提高机体的抗病能力，促进疾病痊愈和创伤组织修复。如大面积烧伤患者能量消耗增加，水分、蛋白质大量丢失，因此，给予高热量、高蛋白饮食并保证足够水分的摄入，可有效改善机体的营养状态，促进伤口愈合。

（二）辅助治疗疾病

特定的饮食能够辅助诊断或治疗某些疾病，控制疾病的发展，促进疾病的痊愈，如糖尿病患者必须控制糖类的摄入量，心力衰竭、水钠潴留患者应限制水与钠的摄入量。其次，通过选择符合饮食治疗原则的食品和恰当的烹调方法以促进康复，或提供特殊饮食如要素饮食、胃肠外营养等，可有效地供给足够的、科学的营养，为其他治疗（如手术、化疗等）和康复创造有利的条件。

第二节　营养状况的评估

营养评估是健康评估的重要组成部分。护士在对患者进行营养护理时，通过与患者及其家属的密切接触，可以及时检查患者营养状况及最近的饮食状况等，以了解和掌握患者现存的或潜在的营养问题，这对于护士选择恰当的饮食治疗方案、改善患者的营养状况及促进患者的康复具有重要的指导意义。

（一）营养状况的影响因素

1．生理因素

（1）年龄：年龄不仅影响个人对食物的喜好，还会影响每日所需的食物量和特殊营养素的需要。婴幼儿生长速度快，需要高蛋白、高维生素、高矿物质及高热量饮食；幼儿及学龄前儿童应确保摄入充足的脂肪酸，以满足大脑和神经系统的发育；青少年需摄入足够的蛋白质、维生素和微量元素；老年人新陈代谢减慢，每日所需的热量减少，但对钙的需求增加。另外，不同年龄段的患者可有不同的饮食喜好。

（2）活动量：各种活动是能量代谢的主要因素，活动强度、工作性质、工作条件不同，热能消耗也不同。日常活动量大的人所需的热能及营养素高于活动量小的人。

（3）特殊生理状况：妊娠期与哺乳期妇女营养需求量明显增加，并会有饮食习惯的改变。

2．病理因素

（1）疾病及药物影响：许多疾病都可影响患者对饮食和营养的需要，主要表现为对热能和营养素的需要发生改变，摄取、消化、吸收、排泄的障碍，进食形态的异常，当患有高代谢性疾病如发热、烧伤时，机体对热量的需求量较正常增加。若身体不适引起焦虑、悲哀等不良情绪以及疼痛等因素也可影响患者的食欲。另外，用药也会影响患者的饮食及营养。有的药物可降低食欲，如非肠溶性红霉素；有的药物可影响营养素的吸收，如长期服用苯妥英钠可干扰叶酸的吸收。

（2）对食物过敏和不耐受：人们对食物的过敏反应常与免疫因素有关，一般是指在体外异种抗原的作用下所出现的异常组织反应，如有的人食入虾、蟹后可引起腹泻和哮喘。而人对食物的不耐受性很少与免疫因素有关，它往往引起对特定食物的厌恶，一般是由于体内某种特定酶的遗传缺陷而引起对食物的色素、添加剂或食物中天然含有的物质不耐受，如有的患者空肠中的乳糖酶缺乏，引起机体对乳及乳制品不耐受，食用乳制品后可发生腹泻及酸性便等。

3．心理因素　一般情况下，不良的情绪状态如焦虑、抑郁、痛苦与悲哀等可引起交感神经兴奋，抑制胃肠道蠕动及消化液分泌，导致食欲缺乏，进食量减少甚至厌食；愉悦的情绪状态如快乐、激情等会促进食欲。有些人在非正常的心理状态下有进食的欲望，如在孤独、焦虑时就想吃东西。

4．社会文化因素

（1）饮食习惯：指个体在一定生活环境中逐渐形成的、特定的选择食物和餐具、进餐时间和方式等的习惯。饮食习惯受许多因素的影响，如对营养知识的了解、家庭饮食习惯、经济条件、地域、宗教信仰、文化习俗、生活方式等。不同宗教信仰的人可能有不同的饮食禁忌，可能会引起某些特定营养素缺乏。如我国东北地区的人喜食酸菜，其中含有较多的亚硝酸盐，易发生消化系统肿瘤。　般饮食习惯在幼年时期即已养成。

（2）进餐环境：进餐环境也是影响饮食的因素之一。进餐环境整洁、空气新鲜、无不良刺激、餐具洁净等均可促进食欲。

（3）经济状况：经济状况的好坏直接影响人们对食物的购买力和饮食习惯。经济状况好，能够满足人对饮食的需求，但有可能发生营养过剩；经济状况差，轻则影响饮食及营养的质量，重则会发生营养不良等问题。

（4）饮食营养的认知：正确理解和掌握饮食营养知识有助于人们摄入平衡的饮食和营养。如果患者不了解营养素的每日需要量和食物的营养成分等基本知识，生活中存在关于饮食营养知识方面的误区，就有可能出现不同程度的营养失调。

（二）营养状况的评估方法

营养评估的目的是确定那些在营养方面有潜在问题或存在问题的患者。营养评估主要包括 3 个方面的内容：一般饮食状况、身体状况和辅助检查。

1．一般饮食状况　主要包括：①年龄、性别及活动水平；②进食困难的因素（例如咀嚼不便、口腔疾病等）；③体重变化；④食欲变化；⑤影响进食、采购和准备食物的身体残疾；⑥影响食物选择的文化与宗教信仰；⑦生活安排与经济状况等。

2．身体状况

（1）体格检查：通过对患者的皮肤、头发、指甲、眼睛、黏膜、肌肉和骨骼等方面的评估可初步确定患者的营养状况，见表 6-2。

表 6-2 不同营养状况的临床征象

项目	营养良好	营养不良
外貌	发育良好、精神状态佳、有活力	消瘦、发育不良、缺乏兴趣、倦怠、疲劳
皮肤	有光泽、弹性良好	无光泽、弹性差、肤色过淡或过深
毛发	浓密、有光泽	缺乏自然光泽，干燥稀疏
指甲	粉色、坚实	粗糙、无光泽，易断裂
口唇	柔润、无裂口	肿胀、口角裂、口角炎症
肌肉	肌肉结实、有弹性	肌肉松弛无力、皮下脂肪菲薄
骨骼	骨骼无畸形	肋间隙及锁骨上窝凹陷、肩胛骨和髂骨突出

（2）体重测算：准确评估患者的当前体重和标准体重是很有必要的，标准体重提供的是对个体应有的体重范围的估计。标准体重的计算公式如下：

男性标准体重（kg）=［身高（cm）−100］×0.9

女性标准体重（kg）=［身高（cm）−100］×0.9−2.5

正常体重的范围：标准体重 ±10%（标准体重）。增加 10%～20% 为过重，超过 20% 为肥胖；减少 10%～20% 为消瘦，低于 20% 为明显消瘦。

（3）人体脂肪含量测量：是一种非侵入性技术，目的是量化身体成分的变化。皮肤皱褶测量是测量人体内脂肪的储藏情况，反映身体脂肪含量，对判断消瘦或肥胖有重要意义。通过对皮下脂肪厚度的评估测量有助于早期确定脂肪组织的存积情况，从而为改变生活方式和饮食习惯提供依据。世界卫生组织（WHO）推荐的常用测量部位有肱三头肌部、肩胛下部、腹部等处，最常测量部位有肱三头肌部。其标准值为：男 12.5mm，女 16.5mm。营养状况的改变通常需要较长时间才能被测量到，因此人体测量所反映的是营养状态的慢性变化。

3．生化检查 生化检验可以测定人体内各种营养素的水平，是评价人体营养状况较客观的指标。许多因素可以影响生化检查结果，这些因素包括液体平衡，肝、肾功能及现存的疾病。常用于研究营养状况的生化检查项目包括血清蛋白、尿素氮、肌酐及淋巴计数。血清蛋白水平可反映身体内脏器官蛋白质存储量，尿素氮和尿肌酐可反映体内蛋白质代谢与氮平衡状况。当人体内缺乏某些营养素时，淋巴细胞计数会发生变化；当蛋白质缺乏时，淋巴细胞总数会相应减少。

第三节 医院饮食

医院饮食可以分为基本饮食、治疗饮食及试验饮食，分别适应不同病情的需要。

一、基本饮食

基本饮食包括普通饮食、软质饮食、半流质饮食及流质饮食 4 种（表 6-3）。基本饮食是医院中一切膳食的基本烹调形式，其他各种膳食均由此 4 种基本膳食变化而来。

表 6-3 基本饮食

类别	适用范围	饮食原则	用法
普通饮食	消化吸收功能正常，体温正常，病情较轻或疾病恢复期、无饮食限制	易消化、无刺激性食物；营养均衡、美观可口；限制油煎、坚硬、胀气食物及强刺激调味品	每日 3 餐，总热能为 9.2～10.88MJ/d（2200～2600kcal/d），蛋白质 70～90g/d
软质饮食	消化吸收功能差，咀嚼困难、老年人及幼儿、术后恢复的患者	除普通饮食原则外，以软、烂、无刺激性、易消化食物为主，如面条、馒头、菜，肉切碎、煮烂	每日 3～4 餐，总热能为 9.2～10.04MJ/d（2200～2400kcal/d），蛋白质 60～80g/d
半流质饮食	发热、咀嚼与吞咽困难、口腔和胃肠道疾病及术后患者	少食多餐，主食定量；无刺激、容易咀嚼和吞咽；营养素齐全，膳食纤维含量少；食物呈半流质状，如米粥、面条、馄饨、肉末、菜末等	每日 5～6 餐，主食≤300g/d，总热能约 7.53MJ/d（1800kcal/d），蛋白质 50～70g/d
流质饮食	高热、口腔疾病、急性感染、大手术后、吞咽困难、急性胃肠道疾病及重症患者	易吞咽和消化，食物呈液体状，如牛奶、豆浆、米汤、菜汁、果汁等；注意甜、咸相间；因所含热量及营养素不足，故只能短期使用	每日 6～7 餐，每餐液体量为 200～250ml，总热能为 3.35MJ/d（800kcal/d）左右，浓流质可达 6.69MJ/d（1600kcal/d），蛋白质 40～50g/d

二、治 疗 饮 食

治疗饮食是指根据疾病治疗的需要，在基本饮食基础上适当调整总热能和某些营养素，从而达到辅助治疗目的的一类饮食，见表 6-4。

表 6-4 治疗饮食

类别	适用范围	饮食原则及用法
高热能饮食	热能消耗较高的患者，如甲状腺功能亢进、结核病、大面积烧伤、肝疾病、体重不足及产妇	在基本饮食的基础上加餐两次，如牛奶、鸡蛋、蛋糕、水果及巧克力等；总热能为 12.55MJ/d（3000kcal/d）
高蛋白饮食	长期消耗性疾病（如结核病）、营养不良、贫血、烧伤、恶性肿瘤、肾病综合征、低蛋白血症、孕妇、哺乳期妇女	在基本饮食基础上增加高蛋白的食物如肉类、鱼类、乳类、蛋类等；摄入的蛋白质总量为 1.5～2g/（kg·d），但总量不超过 120 g/d；总热能为 10.46～12.55MJ /d
低蛋白饮食	限制蛋白质摄入的患者，如急性肾炎、尿毒症、肝性脑病等	成人饮食中蛋白质 20～30g/d；应尽量提供优质蛋白，如乳类、禽蛋、鱼类等
低盐饮食	高血压、充血性心力衰竭、腹水、先兆子痫、急慢性肾炎及各种原因所致的水钠潴留患者	成人食盐的总量限制在＜2g/d 或酱油 10ml/d，但不包含食物中自然存在的氯化钠，禁食腌制食品，如咸菜、皮蛋、火腿、咸肉、香肠、虾米等
无盐低钠饮食	适用于低盐饮食但水肿较重者	无盐饮食是指除食物中自然含钠量外，不放食盐烹饪（如油条、挂面等）。低钠饮食除无盐外，还须控制饮食中自然存在的钠盐含量在 0.5g/d 以下，烹调时可增加糖、醋、无盐酱油、少钠酱油等调味品

续表

类别	适用范围	饮食原则及用法
低脂肪饮食	肝胆胰疾病、高脂血症、动脉硬化、冠心病、肥胖症及腹泻等患者	少油，禁食肥肉、奶油、蛋黄、动物脑、煎炸食物。高脂血症和动脉硬化患者不必限制植物油。脂肪总量＜50g/d。肝胆胰疾病患者＜40g/d，尤其要限制动物脂肪的摄入量
低胆固醇饮食	动脉硬化、高血压、冠心病、高胆固醇患者	限制高胆固醇食物如蛋黄、动物内脏、肥肉、动物油等。摄入胆固醇的总量＜300mg/d
少渣或无渣饮食	腹泻、肠炎、伤寒、痢疾、风湿热、咽喉和胃肠道术后、食管-胃底静脉曲张、直肠肛门手术后等患者	禁用或限用含纤维素多的食物，如粗粮、竹笋、韭菜等，不食用坚硬带碎骨的食物。嘱患者含热量高的食物一般含渣量低，但肠道疾病患者应少用油
高膳食纤维饮食	便秘、肥胖症、糖尿病、高脂血症等患者	选用含纤维素多的食物，如韭菜、芹菜、卷心菜、粗粮及豆类等，多食水果，多饮水

三、试验饮食

试验饮食是指在特定时间内，通过对饮食内容的调整来协助疾病的诊断和提高实验室检查结果正确性的一类饮食。

（一）隐血试验饮食

隐血试验饮食用于粪便隐血试验的准备，以协助诊断有无胃肠道出血。

试验期为3天，患者在试验期间禁食易造成隐血试验假阳性结果的食物，如肉类、禽类及含铁丰富的药物、食物及绿色蔬菜等。可进食如牛奶、豆制品、白菜、土豆、冬瓜、粉丝、萝卜、米、馒头等。第4天留取患者粪便做隐血试验。

（二）胆囊造影饮食

胆囊造影饮食适用于需要用X线或B超检查胆囊及胆管的形态和功能的患者。

1. 检查前一日中午，患者进食高脂肪餐，以刺激胆囊收缩和排空，有助于显影剂进入胆囊；晚餐进食无脂肪、低蛋白、高糖类食物；20：00口服造影剂后，禁食、水至检查日上午。

2. 检查日免早餐，第一次摄X线片后，如胆囊显影良好，可进高脂肪餐（如重油荷包蛋2个或含40%脂肪的奶油巧克力40g，含脂肪量25～50g），30分钟后第二次摄X线片以作对比观察。

（三）甲状腺^{131}I试验饮食

甲状腺^{131}I试验饮食用于协助同位素检查甲状腺的功能，排除外源性摄入碘对检查结果的干扰，明确诊断。

试验期为2周，患者在试验期间禁食含碘食物及其他一切影响甲状腺功能的食物，如海带、海蜇、虾、紫菜、含碘盐，并且禁止用碘消毒皮肤，2周后做^{131}I功能测定。

（四）肌酐试验饮食

肌酐试验饮食用于协助检查、测定肾小球的滤过功能。

试验期为3天，试验期间患者禁食肉类、禽类、鱼类，禁止喝茶和咖啡，限制蛋白质的摄入。全日主食在300g以内，蛋白质总的摄入量＜40g/d，以排除外源性肌酐的影响。蔬菜、水果、植物油不限，热量不足可添加藕粉和含糖的甜点等。于第3天留取患者的尿液做肌酐试验。

第四节　一般饮食护理

根据对患者的营养评估、患者的疾病及其对营养的需要，护士可以为患者制订有针对性的营养计划。营养计划应考虑患者身体的耐受力和经济承受能力，同时也应注意疾病的特点与需要。并根据计划对患者进行良好的饮食护理，帮助患者摄入充足、合理的营养物质，以促进康复。

一、病区的饮食管理

患者入院后，由病区医生开出饮食医嘱，确定患者所需饮食的种类，护士填写入院饮食通知单，送交营养室，并填写在病区的饮食单上，同时在患者的床尾床头注上相应的标记，作为分发饮食的依据。

因病情需要更改饮食时，如流质饮食改为半流质饮食，手术前需禁食或病愈出院需要的饮食注意事项等，由医生开出医嘱，护士按医嘱填写饮食更改通知单或饮食停止通知单，送交营养室，由营养室做出相应处理。

二、患者的饮食护理

（一）患者进食前的护理

1. 患者的饮食教育　由于饮食习惯不同或缺乏营养知识，患者可能对医院的某些饮食不理解，难以接受。护士应根据所确定的饮食种类，对患者进行解释和指导，说明进食此类饮食的意义，可选用的食物及不宜选用的食物，每天进餐的次数等，以取得患者的配合，使患者理解并愿意遵守饮食计划。

2. 进食环境的准备　优美整洁的环境、适宜的温湿度、空气清新、整洁美观的餐具都是增进食欲的条件，因此患者用餐环境应保持清洁、卫生、整齐、空气新鲜、气氛轻松愉快。

（1）进食前收拾床旁桌椅及床上不需要的物品，去除一切不良气味及不良视觉印象。

（2）避免在饭前进行令人感到不愉快或不舒适的治疗。

（3）病室内如有病危或呻吟的患者，应以屏风遮蔽。

（4）多人共同进餐可促进患者的食欲，如有条件可安排患者在病室餐厅共同进餐，以增加轻松、愉快的气氛。

3. 患者的准备　进食前患者感觉舒适会有利于患者的进食。因此，在进食前，护士应协助患者做好相应的准备工作。

（1）减少或去除各种引起不适的因素：如疼痛患者给予适当的镇痛措施，敷料包扎过紧过松的给予适当调整，高热者给予降温等。应减轻患者的心理压力，如抑郁和焦虑等。

（2）改善患者的不良心理状态：对于抑郁、焦虑患者给予心理指导，条件许可时可允许家人陪伴患者进餐，以减轻患者的心理压力。

（3）确定患者是否需要大、小便，需要时，协助其去卫生间或提供便器。协助患者洗手和口腔卫生。

（4）协助患者采取舒适的进餐姿势。不方便下床者，可安排坐位或半坐卧位，放置床上桌及餐具。卧床患者安排侧卧位或仰卧位（头转向一侧），并给予适当支托。

（5）取得患者同意，将治疗巾或餐巾围于患者胸前，以保护衣服和被单的清洁，并让患者做好进食的准备。

（二）患者进食时的护理

1. 及时分发食物　护士洗净双手，衣帽整洁。根据饮食单上的饮食要求协助配餐员及时将饭菜准确无误地分发给每位患者。

2. 鼓励并协助患者进食　患者进食期间护士应巡视病房，观察患者进食情况，鼓励或协助患者进食。

（1）督促治疗饮食、试验饮食的实施并检查落实情况，评估患者饮食营养需要是否满足，教育、纠正不良饮食习惯及违规饮食行为，征求患者对饮食制作的意见。访客带来的食物，需经护士检查，符合治疗护理原则的方可食用。

（2）鼓励患者自行进食，并协助将餐具、食物放到易取处。不能自行进食者应予以喂食。喂食时要求有耐心，量、速度适中，温度适宜，饭和菜、固体和液体食物应轮流喂食，不要催促患者，以便于其充分咀嚼和吞咽。为避免呛咳，应将患者头部稍垫高并偏向一侧。进流食者，可用吸管吸吮。

（3）对失明患者或双眼被遮盖的患者，除遵循上述喂食要求外，还应告知喂食内容以增加进食的兴趣，促进消化液的分泌。如果患者要求自己进食，可按时钟平面图放置食物、告知方向、食品名称，利于患者取用食物。

（4）在巡视患者时应及时处理进食过程中出现的特殊问题。若患者在进食过程中出现恶心，可暂时停止进食并指导其做深呼吸；若患者发生呕吐，应及时给予帮助：①将患者头偏向一侧，防止呕吐物进入气管内。②给患者提供呕吐物的容器。③尽快清除呕吐物并及时更换被污染的被服等。④开窗通风，去除室内不良气味。⑤帮助患者漱口或给予口腔护理，以去除口腔异味。⑥询问患者是否继续进食，对不愿意进食者可帮助其保存好剩下的食物待其愿意进食时加热给予。⑦观察呕吐物的性质、颜色、量和气味等并做好记录；若患者出现呛咳，应告诉其进食过程中应细嚼慢咽，不要一边说话一边进食，以免发生呛咳。

（三）患者进食后的护理

1. 及时撤去餐具，清理食物残渣，整理床单位，督促和协助患者饭后洗手、漱口，或为患者做口腔护理，以保持餐后的清洁和舒适。

2. 对于需要增加饮水量的患者，护士应协助患者饮水，督促患者白天完成 24 小时总水量的 3/4，以免夜间饮水多，增加排尿而影响睡眠。对于限制饮水者，应讲清限水的目的，取得患者合作，并制订饮水计划。若发现患者口干，可用湿棉球湿润口唇，经常给予小量水，以免口渴。如患者口渴严重且病情允许，可采用口含冰块或含酸梅等方法刺激唾液分泌而止渴。

3. 评估患者进食量是否达到营养要求，根据需要做好出入量的记录。

4. 如果患者未进食，应了解原因，并通知责任护士以便于改变饮食或采取其他护理措施；对暂需禁食、延食的患者，护士应做好交接班。

第五节　特殊饮食护理

对于病情危重、存在消化道功能障碍、不能经口或不愿经口进食的患者，单纯依靠静脉输液提供营养的患者，如果超过 7 天就会有营养不足的危险，为保证其营养素的摄取、消化、吸收，维持细胞的代谢，保持组织器官的结构与功能，调控免疫、内分泌等功能并修复组织，促进康复，临床上常根据患者的不同情况进行特殊的饮食护理。

管饲饮食

管饲饮食是指对于胃肠功能正常的患者，通过管道（可通过鼻胃管或胃造瘘管）将食物、营养液、水分及药物灌入胃内，以提供营养素，是一种既安全又经济的营养支持方法，是临床上提供或补充营养的极为重要的方法之一。鼻饲法是实施管饲饮食中最常用的方法。

鼻饲法是将导管经鼻腔插入胃肠道，通过导管输注流质食物、水分和药物，以维持患者营养和治疗需要的技术。

【目的】

对下列不能自行经口进食的患者以鼻胃管供给食物和药物，以维持患者营养和治疗的需要。

1. 昏迷患者。
2. 口腔疾患或口腔手术后患者，上消化道肿瘤引起吞咽困难患者。
3. 不能张口的患者，如破伤风患者。
4. 其他患者，如早产儿、病情危重者或拒绝进食者等。

【操作前准备】

1. 评估患者并解释

（1）评估患者的病情及治疗情况。

（2）评估患者的心理状态与合作程度，如患者有无鼻饲的经历，是否紧张，是否了解插管的目的及是否愿意配合插管等。

（3）评估患者鼻黏膜是否有肿胀、炎症，有无鼻腔息肉等。

（4）向患者解释管饲饮食的目的、方法及配合注意事项。

2. 患者准备　使患者了解管饲饮食的目的、方法、注意事项及配合要点，嘱患者取合适、安全且易于操作的体位。

3. 环境准备　整洁、安静、安全。

4. 护士准备　着装整洁，洗手、戴口罩。

5. 用物准备　治疗碗、压舌板、一次性胃管、50ml 注射器、手套、纱布、治疗巾、液状石蜡、棉签、胶布、别针、橡皮圈、听诊器、弯盘、鼻饲液（38～40℃）和温开水。

【操作步骤】

步骤	要点与说明
▲插管	
1. 核对、解释：携用物至患者床旁，核对患者姓名、床号，解释鼻饲的目的及配合方法，取得患者合作	·认真执行查对制度，避免差错事故的发生
2. 安置体位：有义齿者取下义齿，能配合者取半坐位或坐位，无法坐起者取右侧卧立，昏迷患者取去枕平卧位，头向后仰	·坐位有利于减轻患者咽反射，利于胃管插入 ·根据解剖位置，右侧卧位利于胃管插入 ·头向后仰可避免胃管误入气道
3. 保护床单位：颌下铺治疗巾，弯盘置于便于取用处	
4. 鼻腔准备：观察鼻腔是否通畅，选择通畅一侧，用棉签清洁鼻腔	·鼻腔通畅，便于插管
5. 标记胃管：准备胶布，戴手套，测量胃管插入的长度（一般 45～55cm），做标记	·插入长度一般为前额发际至胸骨剑突处或由鼻尖经耳垂至胸骨剑突处的距离（图 6-1）

续表

步骤	要点与说明
6．倒液状石蜡于纱布上，以润滑胃管前端	·润滑胃管可减少插入时的摩擦阻力
7．插管：一手托住胃管，另一手持胃管前端，沿选定侧鼻孔轻轻插入。插入胃管10～15cm（咽喉部）时，对清醒患者：嘱患者做吞咽动作，顺势将胃管向前推进，至预定长度；对昏迷患者：左手将患者头托起，使下颌靠近胸骨柄，缓缓插入胃管至预定长度（图6-2）	·插管时动作轻柔，镊子尖端勿碰及患者鼻黏膜，以免造成损伤 ·吞咽动作可帮助胃管迅速进入食管，减轻患者不适，护士应随患者的吞咽动作插管 ·下颌靠近胸骨柄可增大咽喉通道的弧度，便于胃管顺利通过会咽部。如胃管误入气管，应立即拔出，休息片刻后重新插管。插入不畅时应检查口腔，了解胃管是否盘在口腔部，或将胃管抽出少许，再小心插入
8．确认胃管在胃内。方法：①在胃管末端连接注射器抽吸，能抽出胃液；②置听诊器于患者胃部，经胃管向胃内快速注入10ml空气，听到气过水声（图6-3）；③将胃管末端置于盛水的治疗碗中，无气泡逸出	·第一种方法简便准确
9．固定：将胃管用胶布固定于鼻翼和颊部	·防止胃管移动或滑出
10．灌注食物	
（1）连接注射器于胃管末端，抽吸时见有胃液抽出，再注入少量温开水。评估患者能否进行灌注：胃内残余液大于100ml停止灌注1小时；有腹胀、腹泻、恶心呕吐等症状，暂停管饲	·每次灌注食物前应抽吸胃液以确定胃管在胃内及胃管是否通畅 ·温开水可润滑管腔，防止鼻饲液黏附于管壁
（2）缓慢注入鼻饲液或药液	·每次鼻饲量不超过200ml，间隔时间>2小时，每次注入前应先用水温计测试温度，水温以38～40℃为宜 ·每次抽吸鼻饲液后应反折胃管末端，避免灌入空气，引起腹胀
（3）鼻饲完毕后，再次注入少量温开水	·冲净胃管，防止鼻饲液积存于管腔中变质，造成胃肠炎或堵塞管腔
11．处理胃管末端：胃管末端塞上管塞，用纱布包好，橡皮筋扎紧，用别针固定于枕旁或患者衣领处	·防止胃管脱落
12．整理用物	
（1）安置患者：协助患者清洁鼻孔、口腔，嘱患者维持原卧位20～30分钟	·维持原卧位有助于防止呕吐
（2）操作后处理：整理床单位，整理用物，洗净鼻饲用的注射器，放于治疗盘内，用纱布盖好备用，洗手，记录鼻饲时间、种类、量，患者反应等	·鼻饲用物应每天更换消毒 ·长期鼻饲应定期更换胃管，晚间拔管，次晨再从另一侧鼻孔插入
▲拔管	
1．核对，解释，拔管前准备。置弯盘于患者颌下，夹紧胃管末端，轻轻揭去固定的胶布	·夹紧胃管，以免拔管时管内液体反流
2．拔出胃管：用纱布包裹近鼻孔处胃管，嘱患者深呼吸，在患者呼气时拔胃管，至咽喉处快速拔出，置胃管于弯盘中，移出患者视线	·到咽喉处快速拔出，以免管内残留液体滴入气管
3．安置患者：清洁患者口鼻、面部，擦去胶布痕迹，协助患者漱口，取舒适卧位	·避免污染床单位，减少患者的视觉刺激 ·可用松节油等消除胶布痕迹
4．操作后处理：整理床单位，整理用物，洗手，记录拔管时间和患者反应	

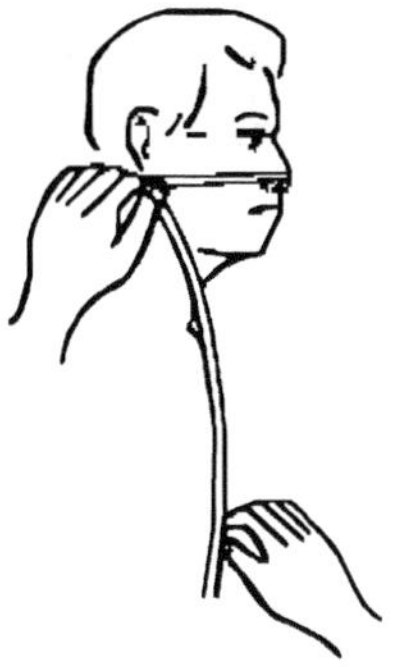

图 6-1　胃管插入的长度

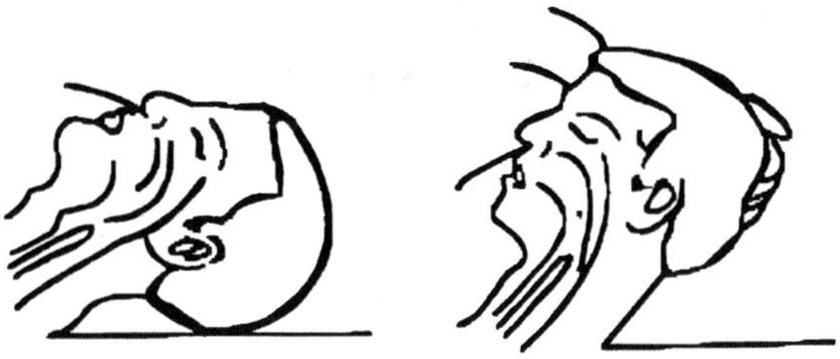

图 6-2　为昏迷患者插管

【注意事项】

1．插管时动作应轻柔，避免损伤食管黏膜。

2．插入胃管过程中如果患者出现呛咳、呼吸困难、发绀等，表明胃管误入气管，应立即拔出胃管。

3．每次鼻饲前应证实胃管在胃内且通畅，并用少量温水冲管后再进行喂食，鼻饲完毕后再次注入少量温开水，防止鼻饲液凝结。

4．鼻饲液温度应保持在 38～40℃，避免过冷或过热；新鲜果汁与奶液应分别注入，防止产生凝块；药片应研碎溶解后注入。

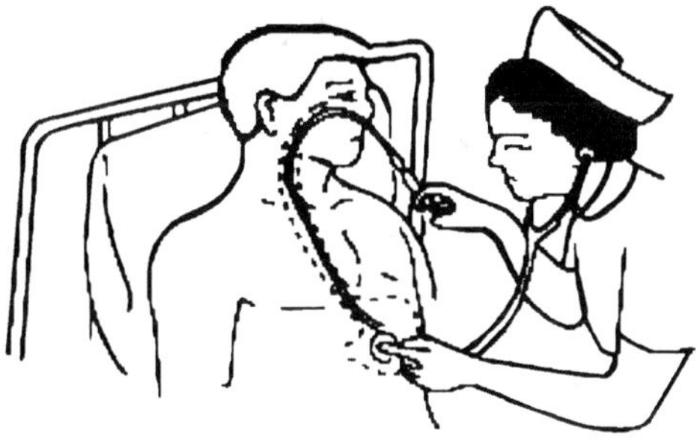

图 6-3　确认胃管插入胃内

5．长期鼻饲者应每天进行 2 次口腔护理，并定期更换胃管，普通胃管应每周更换 次，硅胶胃管应每月更换一次。

6．食管静脉曲张、食管梗阻的患者禁忌使用鼻饲法。

【健康教育】

1．向患者讲解管饲饮食的目的、操作过程，减轻患者焦虑。

2．向患者讲解鼻饲液的温度、时间、量，胃管的冲洗、患者卧位等。

3．向患者介绍更换胃管的知识。

4．告知患者若鼻饲后有不适，应及时告知医护人员。

临床模拟情境讨论　患者，张某，男，74 岁。患者因当日下午出现无明显诱因的右上肢麻木无力，且下肢不能站立行走，右手持物不稳，神情乏力来就诊，经门诊检查诊断为脑梗死，收入院。患者自诉患有高血压、冠心病、糖尿病 1 年，平时不规律自行服药，时断时续。

情境 1：17：30，病区开饭。

讨论题：

1．如何为患者提供饮食护理和指导？（从饮食指导进行讨论）

2．护士如何为该患者制订饮食计划？

情境 2：入院后第 2 天晚餐时间，护士发现患者女儿送来患者最爱吃的红烧肉、油焖茄子等。

讨论题：护士对坚持不良饮食习惯的患者应如何处理？（从健康教育角度进行讨论）

第7章 体温的评估与护理

临床模拟情境病案导入 丁某，女，9岁。1周前因受凉引起轻微咳嗽，咽喉感觉干涩疼痛，在家自行服用感冒药2天后，咳嗽加重且伴有白色黏液痰，儿科门诊诊断为气管炎，在门诊抗生素输液治疗已3天，病情未见好转，昨晚患儿整晚咳嗽，咳大量黄痰，面红，呼吸急促，经门诊拍摄X线片检查诊断为肺炎而收入儿科病区。

情境： 当天上午，患儿精神疲惫由家长抱着进入病区，责任护士迎上去，一边安置患儿一边对她进行初步入院护理体检，体温39.8℃。

讨论题： 根据该患儿的基本病情及入院护理体检，你认为该患儿当前最主要的护理问题是什么？如果你是责任护士，应采取哪些护理措施以解决患儿当前的主要护理问题？（请结合异常体温的评估与护理中的高热患者的护理进行讨论）

机体温度分为体核温度和体表温度。体温也称体核温度，通常是指身体内部胸腔、腹腔及中枢神经的温度，其特点是相对稳定且较皮肤温度高。皮肤温度也称体表温度，指皮肤表面的温度，受环境和衣着等因素影响，变化和差异较大，且低于体核温度。

第一节 正常体温及生理变化

一、体温的形成

体温是由三大营养物质即糖、脂肪、蛋白质氧化分解而产生，三大营养物质在氧化过程中释放能量，其中50%以上的能量迅速转化为热能以维持体温，并不断散发到体外；另有不足50%的能量转移到三磷酸腺苷（ATP）的高能磷酸键中，供机体利用。机体利用的最终结果仍转化为热能散发到体外。

二、产热与散热

（一）产热过程

人体以化学方式产热，主要的产热部位为肝和骨骼肌。通过骨骼肌的运动、食物的氧化分解、交感神经兴奋、甲状腺激素分泌增多等产生热量。产热方式成年人以战栗产热为主，而非战栗产热对新生儿尤为重要。

（二）散热过程

人体以物理方式散热。人体最主要的散热部位是皮肤，呼吸、排泄也能散发少部分热量。散热的主要方式有辐射、传导、对流和蒸发。

1. 辐射　是指热由一个物体表面通过电磁波传导至另一个与其不接触的物体表面的散热方

式。在低温环境中，辐射是主要的散热方式。影响辐射散热的因素包括环境的温度、有效的辐射面积、皮肤的温度及衣着情况等。

2．传导　是指热量直接传递给与之相接触物体的一种散热方式。其散热效果与所接触物体的导热性能、体积及温差大小有关。临床上根据传导散热的原理，常用冰袋、冰帽为高热患者物理降温。

3．对流　是传导散热的一种特殊方式，是指通过气体或液体流动来交换热量的一种散热方式。对流散热受气体或液体流动速度和温差大小的影响。

4．蒸发　是指液体转变为气体的过程中吸收热量的一种散热方式。机体的呼吸道、皮肤随时都在进行蒸发散热，蒸发散热可分为不感蒸发（不显汗）和发汗两种形式。临床上对高热患者常采用酒精擦浴方法，通过酒精的蒸发，起到降温作用。

当外界温度低于人体皮肤温度时，机体大部分热量可通过辐射、传导、对流等方式散热，当外界温度等于或高于人体皮肤温度时，蒸发就成为人体唯一的散热形式。

三、体温的调节

在正常情况下，人体有调节体温相对恒定的能力。其调节方式分为生理性（自主性）调节和行为性调节两类。

通常意义上的体温调节是指生理性体温调节。

（一）生理性调节

生理性调节是指通过下丘脑的体温调节中枢，控制产热与散热效应器的活动，将体温维持在一个调定点，约 37℃。机体的温度感受器能经常感受体温的高低并发出反馈信息到达下丘脑的体温调节中枢，体温调节中枢根据这些反馈信息，不断地调整产热与散热活动。如通过血管的舒缩、骨骼肌及汗腺的活动，使体温维持恒定，与调定点一致。通常意义上的体温调节是指生理性调节。

（二）行为性调节

行为性调节是以生理性体温调节为基础，根据环境温度与个人对冷热的感觉来进行调节。如通过增减衣服、调整身体的活动量和姿势、使用空气调节器等行为调节体温。因此，行为性调节是对生理性调节的补充。

四、体温的生理变化

（一）正常体温

由于体核温度不易测试，一般以口腔、直肠和腋窝的体温为代表，其中直肠温度最接近体核温度。但在临床工作中，采用口腔、腋下温度测量则更为常见、方便。成人正常体温，见表 7-1。

表 7-1　成人正常体温

部位	平均温度	正常范围
口温	37.0℃	36.3～37.2℃
肛温	37.5℃	36.5～37.7℃
腋温	36.5℃	36～37℃

（二）生理变化

体温并不是固定不变的，可随昼夜、性别、年龄、运动和情绪等因素而有所波动，但这种变化的范围很小，一般不超过0.5～1.0℃。

1. 昼夜　正常人体温在24小时之内呈周期性波动。一般2：00～6：00体温最低，14：00～18：00体温最高，而长期从事夜间工作者，则出现夜间体温升高、日间体温下降的情况。这种昼夜有规律的波动称为昼夜节律，与下丘脑的生物钟功能有关，是由内在的生物节律决定的。

2. 年龄　由于基础代谢水平不同，体温也不同。儿童代谢率高，体温可略高于成人。老年人由于代谢率低，故体温偏低。新生儿尤其是早产儿，因为中枢神经系统发育尚未完善，皮肤汗腺发育又不完全，从而体温调节功能较差，容易波动。体温易受外界温度的影响而发生变化。

3. 性别　一般女性较男性稍高，可能与女性皮下脂肪层较厚、散热减少有关。女性在月经前期和妊娠早期体温会轻度升高，排卵日最低，这种波动主要与孕激素分泌周期有关。因此在临床上可通过连续测量基础体温来了解月经周期中有无排卵及确定排卵日期。

4. 情绪与运动　情绪激动时交感神经兴奋，运动时骨骼肌收缩，均可使体温略有升高。

5. 药物　麻醉药物可抑制体温调节中枢或影响传入路径的活动并扩张血管，增加散热，降低机体对寒冷环境的适应能力。

此外，环境温度的变化、进食、紧张等均可使体温产生波动。

第二节　异常体温的评估与护理

一、体温过高

体温过高指机体体温超过正常范围。病理性体温过高又称发热，是指由于致热原直接作用于体温调节中枢或体温调节中枢功能障碍，使调定点上移引起的产热过多或散热减少，导致体温升高并超过正常范围。发热是疾病的常见症状，也是机体对致病因子的一种防御反应，但长期发热可使体内能量物质大量消耗，重要器官功能发生障碍。

（一）原因

1. 感染性发热　临床上最常见，如生物性病原细菌、病毒、立克次体、原虫、寄生虫等感染引起。

2. 非感染性发热　中枢性发热，体温调节中枢功能紊乱所致（中暑、脑外伤）；吸收热（大面积烧伤、内出血）；变态反应性发热（风湿热、药物热、输液反应）；内分泌与代谢障碍所引起的发热（甲状腺功能亢进、失水）。

（二）临床分级

以口腔温度为例，发热程度划分如下。

1. 低热　37.3～38℃。

2. 中等热　38.1～39℃。

3. 高热　39.1～41℃。

4. 超高热　41℃以上。

（三）发热过程及表现

一般发热过程包括3个时期。

1. 体温上升期　此期特点是产热大于散热。主要表现为自感畏寒、无汗、皮肤苍白，系皮肤血管收缩、皮温下降所致。体温上升可有骤升与渐升两种方式，有的几小时体温就上升到最高点，如肺炎球菌性肺炎、疟疾等；也有在数日内上升到最高点，如伤寒等。

2．高热持续期　此期特点为产热和散热在较高水平趋于平衡，体温维持在较高状态。主要表现为颜面潮红、皮肤灼热、口唇干燥、呼吸和脉搏加快，此期可持续数小时、数天甚至数周。

3．退热期　此期特点是散热大于产热，体温恢复至正常调节水平。主要表现为大量出汗和皮肤温度下降。退热的方式有骤退和渐退两种。骤退为体温急剧下降，渐退为体温逐渐下降。体温下降时，由于大量出汗，体液丧失，老年人、体弱及心血管病者，易出现血压下降、脉搏细速、四肢厥冷等虚脱或休克现象，应密切观察、加强护理。如果体温突然下降，脉搏、呼吸增快，全身症状加重，则是病情恶化的表现。若体温下降，症状减轻，则表示病情好转，趋向正常。

（四）常见热型

各种体温曲线的形态称为热型，某些发热性疾病具有独特的热型，具有一定的临床意义。但由于抗生素的广泛使用及解热药、肾上腺皮质激素等的应用，常使热型变为不典型。常见的热型有以下几种（图 7-1）。

1．稽留热　体温持续在 39～40℃，数天或数周，24 小时内波动范围不超过 1℃。常见于大叶性肺炎、伤寒等。

2．弛张热　体温在 39℃以上，24 小时内温差在 1℃以上，最低体温仍超过正常。常见于风湿热、败血症等。

3．间歇热　高热期与无热期交替出现，发热时体温骤然上升达 39℃以上，持续数小时或更长时间后下降至正常或正常以下，经过一个间歇，又再次发热，并反复发作。常见于疟疾等。

4．不规则热　体温在 24 小时内变化无规则，持续时间不定。常见于流行性感冒、癌性发热等。

（五）护理措施

1．降低体温　可选用物理或化学降温。物理降温有局部冷疗和全身冷疗。体温超过 39℃，可用冰袋冷敷头部等局部冷疗方法，体温超过 39.5℃时，可用酒精擦浴、温水擦浴等全身冷疗方法，具体要求见第 4 章。化学降温主要指应用解热药，减少产热、加速散热而达到降温的目的。使用时应注意观察，尤其对年老体弱及心血管疾病者应防止出现虚脱或休克现象。实施降温 30 分钟后应测量体温，并做好记录及交班。

2．加强病情观察　高热患者应每隔 4 小时测量体温 1 次，注意观察患者的面色、脉搏、呼吸、血压及出汗等改变。小儿高热易出现惊厥，如有异常应及时报告医生。体温恢复正常 3 天后，可递减为每日 1 次或每日 2 次。观察治疗效果、实验室检查结果及液体出入量情况。

3．营养和水分的补充　给患者营养丰富易消化的流质或半流质饮食，鼓励少量多餐，多饮水，以每日 3L 为宜。对不能进食者，遵医嘱予以静脉输液或鼻饲，以补充水、电解质和营养物质。

4．促进患者舒适　①卧床休息：高热时，代谢增快，进食少，消耗大，体质虚弱，故应卧床休息，减少活动。对于寒战患者，还需注意保暖。②口腔护理：高热患者唾液分泌减少，口

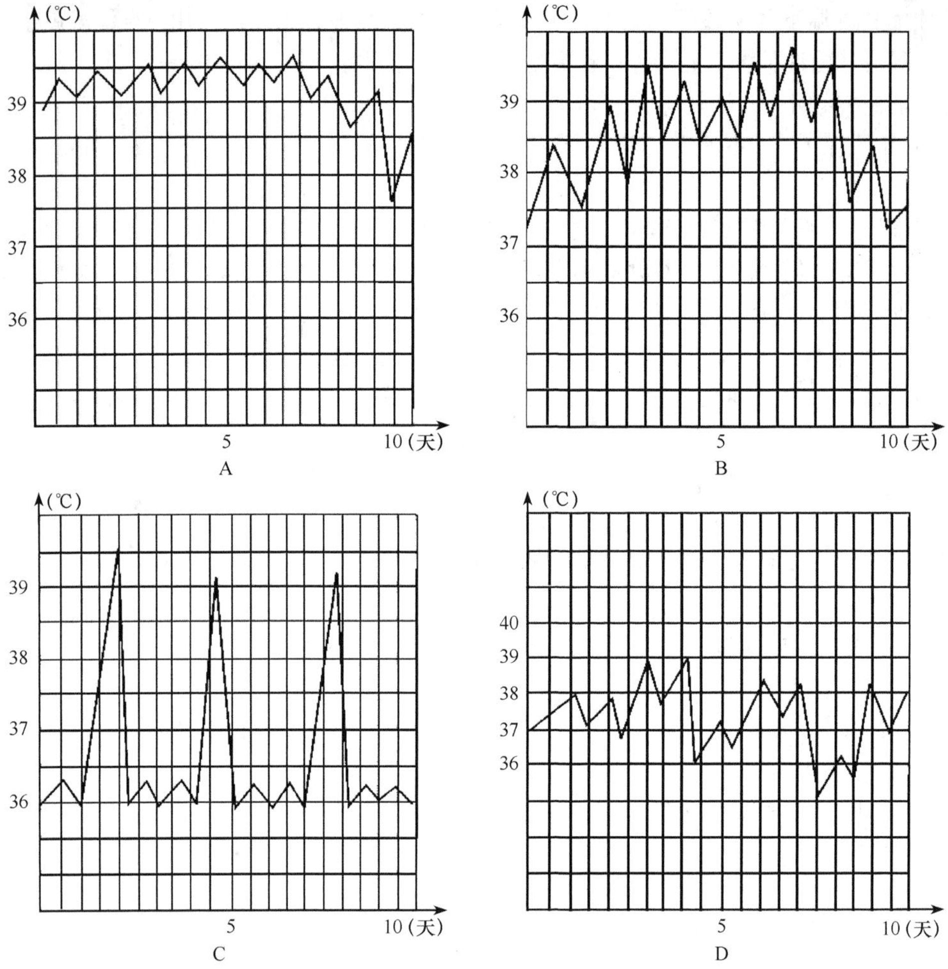

图 7-1　常见热型

A. 稽留热；B. 弛张热；C. 间歇热；D. 不规则热

腔黏膜干燥，当机体抵抗力下降时，极易引起口腔炎、舌炎和黏膜溃疡，应在晨起、睡前、饭后协助患者漱口或用棉球揩擦，防止口腔感染，口唇干裂者应涂油保护。③保持清洁：在退热过程中患者大量出汗，应及时擦干汗液，更换衣服及床单、被套，以防着凉。

5. 心理护理　患者高热时易产生焦虑和恐惧心理。护士应体贴、安慰患者，及时有效地解除其躯体痛苦，以消除其不安心理。

6. 健康教育　针对患者的护理问题制订相应的健康教育计划，给予相关的知识教育，如教会患者测量体温的方法、房间通风的重要性等。

二、体 温 过 低

体温低于正常范围称体温过低。当体温低于 35℃时称体温不升。

（一）原因

体温过低常见于早产儿及全身营养衰竭的危重患者。前者由于体温调节中枢尚未发育成熟，对外界温度变化不能自行调节；后者则因末梢循环不良，特别是在低温环境中，如保暖措施不当，极易导致体温不升。

（二）临床分度

轻度：32～35℃。

中度：30～32℃。

重度：＜30℃，瞳孔散大，对光反射消失。

致死温度：23～25℃。

（三）临床表现

发抖、血压降低、心搏及呼吸减慢、皮肤苍白、口唇耳垂呈紫色，躁动不安、嗜睡、意识障碍，甚至出现昏迷。

（四）护理措施

1．及时报告　若发现上述情况，应及时报告医生，去除病因。

2．环境温度　提供合适的环境温度，应设法提高室温（以 24～26℃为宜）。

3．保暖措施　采取相应的保暖措施，如加盖被、足部放热水袋、提供热饮等，对老年人、小儿及昏迷患者，应注意防烫伤。

4．加强监测　密切观察生命体征的变化。

5．积极指导　教会患者识别导致体温过低的因素，如供暖设施不足等。

三、体温的测量

（一）体温计的种类及构造

1．水银体温计　根据测量部位的不同将体温计分为口表、肛表和腋表 3 种（图 7-2）。口表、腋表：盛水银的端较细长，有助于测温时扩大接触面。但稍有不同的是，口表的玻璃管呈三棱镜状，腋表的玻璃管呈扁平状。肛表的盛水银一端较粗短，可防止插入肛门时折断或损伤黏膜，玻璃管呈三棱镜状。

结构：它是一种外标刻度的真空毛细玻璃管，玻璃管末端为贮银槽，当贮银槽受热后，水银膨胀沿毛细管上行，其高度和受热程度成正比。体温计的毛细管下端和水银槽之间有一个热狭窄处，可使水银柱遇冷不致下降，以便检视温度。

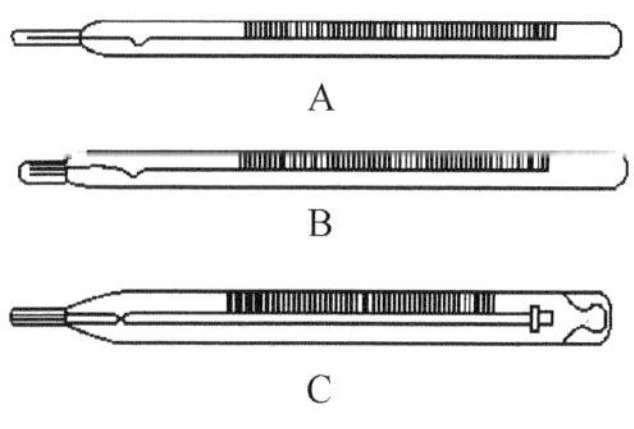

图 7-2　水银体温计

A．口表；B．肛表；C．腋表

根据体温计的刻度不同，可分为摄氏体温计和华氏体温计（图 7-3）。摄氏体温计刻度为 35～42℃，每 1℃之间分成 10 个小格，每小格为 0.1℃，在 0.5 和 1℃的刻度处用较粗的线标记，在

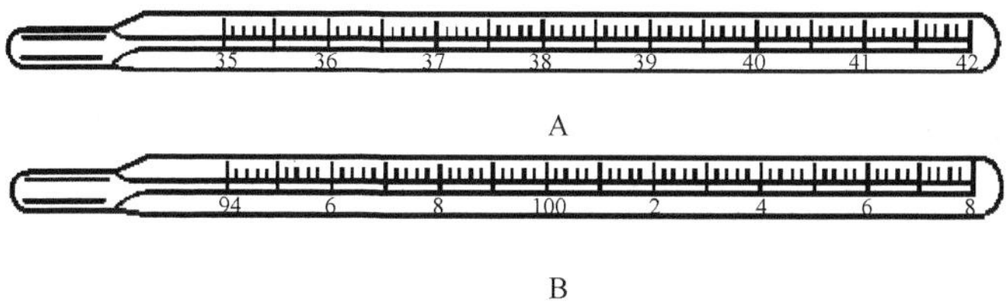

图 7-3　摄氏和华氏体温计

A．摄氏体温计　B．华氏体温计

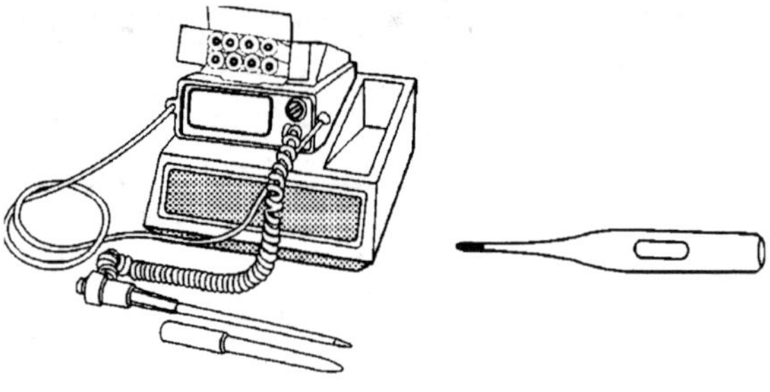

图 7-4　电子体温计

A．医院用电子体温计；B．个人用电子体温计

37℃刻度处则以红线标记，以示醒目。华氏体温计的刻度为 94～108 ℉，每 2 ℉之间分成 10 格，每小格 0.2 ℉。

2．电子体温计分为医院用电子体温计和个人用电子体温计两种（图 7-4）。采用电子感温探头来测量温度，测得的温度直接由数字显示，读数直观，测温准确，灵敏度高。医院用电子体温计使用时只需将探头放入外套内，外套使用后按一次性用物处理，以防交叉感染。个人用电子体温计，其形状如钢笔，方便易携带。

3．可弃式体温计　此体温计内有若干化学单位，在 45 秒内能按特定的温度来改变体温表上点状的颜色（图 7-5）。可用来测口温、腋温。当颜色点从白色变成绿色或蓝色时，即为所测的体温。该体温表用后即丢弃，以避免交叉感染。

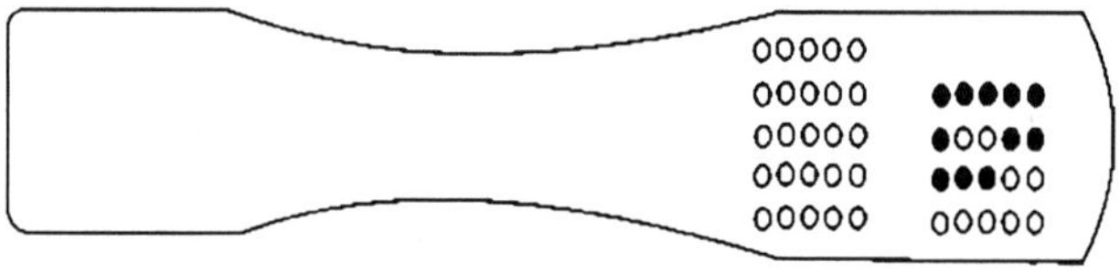

图 7-5　可弃式体温计

4．感温胶片　即对温度敏感的胶片，此感温胶片需紧贴于前额或腹部，根据胶片上颜色改变知晓体温的变化，只能用于判断体温是否在正常范围，不能显示具体的温度数值。适用于正常的新生儿及幼儿。

5．红外线耳式测温仪　利用红外线的感应功能，快速测试人体体温（图 7-6）。常用于人群聚集处，又需快速测体温时，如车站、机场等。该体温计将红外线感应到的耳膜温度经微电脑的精密调校后显示出来。

6．报警体温计　是一种能连续监测患者温度的器械，一般用于危重症患者。

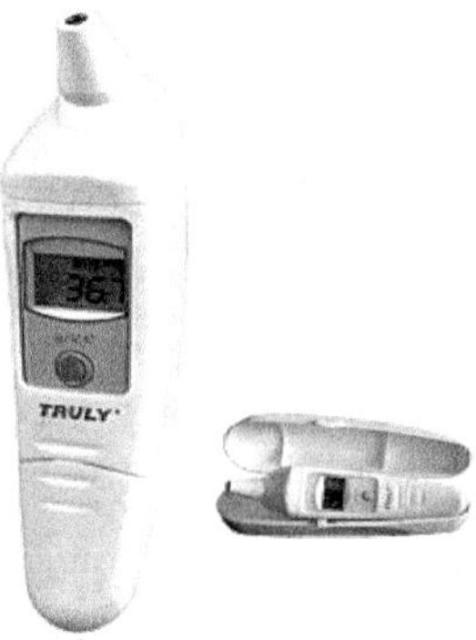

图 7-6　红外线耳式测温仪

（二）体温计的检查与消毒

1．体温计的检查　在使用新的体温计前或定期消毒体温计后，应对体温计进行检查以保证准确。

方法：将全部体温计的水银柱甩至 35℃以下；于同一时间放入已测好的 40℃的水中，3 分钟后取出检视。若误差在 0.2℃以上或玻璃管有裂隙的、水银柱自行下降的体温计不再使用。将合格的体温计用纱布擦干，放入清洁容器内备用。

2．体温计的消毒　为防止交叉感染，对测量体温后的体温计，应采用化学消毒灭菌法中的浸泡消毒法。

方法：先将体温计浸泡于消毒液内，5 分钟后取出，清水冲洗；用离心机将体温计的水银柱甩到35℃以下，再放入另一消毒容器内浸泡30分钟后取出，用冷开水冲洗；最后用消毒纱布擦干后放入清洁容器内备用。消毒液和冷开水须每日更换，盛放的容器及离心机应每周消毒一次。

（三）体温测量的方法

【目的】

1. 判断体温有无异常。
2. 动态监测体温变化，分析热型。
3. 协助诊断，为预防、治疗、康复、护理提供依据。

【操作前准备】

1. 评估患者并解释

（1）评估患者年龄、病情、意识、治疗等情况。

（2）评估是否存在影响体温测量准确性的因素。

（3）评估患者的心理状态、合作程度。

（4）向患者及其家属解释测量体温的目的、方法、注意事项及配合要点，取合适、安全且易于操作的体位。

2. 患者准备　体位舒适，情绪稳定。

3. 环境准备　整洁、安静且安全。

4. 护士准备　着装整洁，修剪指甲，洗手、戴口罩。

5. 用物准备　清洁罐（盒）内备已消毒的体温计、另备一罐（盒）放测温后污染的体温计、消毒液纱布、表（有秒针）、记录本、笔；若测肛温，另备润滑油、棉签和卫生纸。

【操作步骤】

步骤	要点与说明
1. 核对、解释：携用物至患者床旁，核对患者姓名、床号，解释操作的目的及配合方法，取得患者合作	·确认患者，患者取舒适体位
2. 检查体温表：检查体温计水银端有无破裂，水银柱是否在35℃以下	·必要时清点体温表数量
3. 选择测量方法	
（1）口腔测量法：将体温计放在患者的舌下热窝处，嘱患者用鼻呼吸，勿用牙咬，测量3分钟	·常用的测量方法
（2）腋下测量法：擦干腋窝汗液，将体温表水银端放在腋窝深处并贴紧皮肤，屈臂过胸夹紧体温表，测量10分钟（图7-7）	·用于儿童或其他无法测量口温者
（3）肛门测量法：患者侧卧或平卧，用润滑油润滑肛表，轻轻插入肛门3～4cm，测量3分钟（图7-8）	·动作轻柔，避免损伤
4. 取表：取出体温计，擦净	·若测肛温，应注意擦净患者肛门处
5. 看结果：看清体温表数值	将结果告知患者或其家属，若与病情不符，须重新测量
6. 安置患者	协助患者穿衣、裤，取舒适体位
7. 操作后处理：整理床单位，整理用物，必要时清点体温表数量	将体温表甩至35℃以下，放入污物杯内，集中消毒，做好记录，并绘制在体温单上

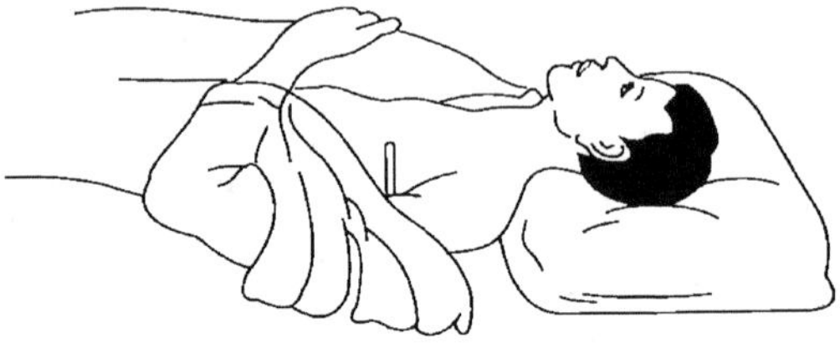

图 7-7 腋温测量法

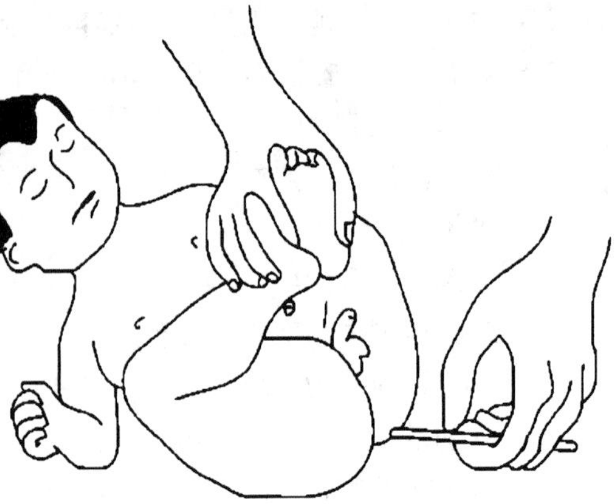

图 7-8 肛温测量法

【注意事项】

1. 测温前若有下列活动，如运动、进食、冷热敷、洗澡、坐浴、灌肠等活动，应休息 30 分钟后再测量。

2. 婴幼儿、精神异常、昏迷、口腔疾患、口鼻手术、张口呼吸患者不宜测口温；直肠或肛门疾患及手术、腹泻、心肌梗死患者不宜测肛温；腋下有创伤、手术或炎症，腋下出汗较多，肩关节受伤或消瘦夹不紧体温表者不宜测腋温。

3. 若测口温时患者不慎咬破体温计，首先应及时消除口中玻璃碎屑，以免损伤唇、舌、口腔、食管、胃肠道黏膜，再嘱其口服蛋清或牛奶，以延缓汞的吸收。若病情允许，可食用粗纤维食物。

4. 为婴幼儿、病重患者、躁动者测量时，应有专人守护，以防发生意外。

5. 发现体温与病情不相符时，应在床旁重新测量，必要时做肛温和口温对照复查。

6. 一般患者每日测量体温 1 次，新入院患者每日测量体温 2 次，连续测量 2 天，体温不在正常范围的患者，应增加测量（记录）次数，一般术后 3 天内的患者每日测 3 次；37.5℃以上的患者每日测 3 次；38℃以上的患者每日测 4 次；39℃以上的患者每日测 6 次，体温正常后连续测 2 天，每日测 2 次。10 岁以下小儿每日测（记录）体温 2 次，38℃以上每日测 6 次。

【健康教育】

1. 向患者及其家属解释体温监测的重要性，学会正确测量体温的方法，以保证测量结果的准确性。

2. 介绍体温的正常值及测量过程中的注意事项。

3. 教会对体温的动态观察，提供体温过高、体温过低的护理指导，增强自我护理能力。

4. 鼓励患者穿着宽松、棉质、通风的衣物，以利吸汗。

临床模拟情境讨论 患者，徐某，男，60 岁，退休工人。因最近 1 个月频繁头晕、精神倦怠而入院，患者自诉患糖尿病 10 余年，服药时断时续。

情境：入院后第 3 天，患者出现发热，测体温 39.2℃，自觉胸闷等。

讨论题：护士针对患者发热的程度可予以哪些护理措施？应如何对家属进行健康教育？

第8章 血压的评估与护理

临床模拟情境病案导入 患者，江某，男，62岁。发现血压升高10余年，反复胸闷3周，近几天加剧而来医院就诊，经门诊初步检查诊断为高血压心脏病而入院。自发病以来，精神尚可，体重无明显减轻，既往患者吸烟25年，每天20支左右。

情境：上午患者在家属的陪同下进入病区，责任护士安置好患者后，对患者进行入院护理体检：体温37.1℃，脉搏85次/分，呼吸20次/分，血压155/90mmHg。

讨论题：如果你是该患者的责任护士，请根据患者当前的基本病情结合入院护理体检，分析判断患者当前主要有哪些护理问题？重点监测患者哪些方面的指标？应注意什么问题？应采取哪些针对性的护理措施？（请结合异常血压的评估与护理进行讨论）

血压是指在血管内流动的血液对单位面积血管壁的侧压力（压强）。机体内各种不同的血管，其血压不同，动脉血压最高，其次为毛细血管，静脉血压最低。临床上所说的血压一般是指动脉血压。由于心脏交替收缩和舒张，因而动脉压也随之波动。当血液射入主动脉，此时动脉的压力最高，称为收缩压；当心脏舒张时，动脉管壁弹性回缩，压力降至最低位，称为舒张压。收缩压与舒张压之间的压力差称为脉压。平均动脉压在一个心动周期中，动脉血压的平均值约等于舒张压加1/3脉压，它与各器官和组织的血流量直接相关。

测量血压时，是以血压和大气压作比较，用血压高于大气压的数值表示血压的高度。血压的计量单位为千帕（kPa）或毫米汞柱（mmHg）。两者的换算公式为：1kPa×7.5＝1mmHg，1mmHg×0.133＝1kPa。

第一节　正常血压及生理变化

一、血压的形成

心血管系统是一个封闭的管道系统，在保证正常血容量的前提下，心室泵和外周阻力是形成血压的两个基本因素。心室泵血时所产生的能量，一部分以动能的形式克服阻力推动血液流动，另一部分以势能的形式使主动脉弹性扩张而储存起来。当心室舒张时，主动脉壁回位，再将势能转变为动能来推动心舒期血液流动。外周阻力可以使血液滞留于血管内而构成压力。

二、影响血压的因素

（一）心排血量

在心率和外周阻力不变时，若心排血量增大，心脏收缩期射入主动脉的血量增多，收缩压明显升高。而舒张压变化不大，因而脉压增大。所以，收缩压的大小主要反映心排血量的大小。

（二）心率

在排血量和外周阻力不变时心率增快，心脏舒张期缩短，舒张末期主动脉内存留血量增多，造成舒张压明显增高，由于收缩压升高不如舒张压明显，因而脉压减小。因此，心率主要影响舒张压。

（三）外周阻力

在心排血量不变而外周阻力增大时，收缩压和舒张压均升高，但舒张压升高的幅度明显大于收缩压。因外周阻力增大时，血液向外周血管流动的速度减慢，使心脏舒张期末存留于动脉内的血量增多，因而舒张压明显升高。而心脏收缩期，由于动脉血压升高，使血流速度加快，动脉内增多的血量相对较少，所以收缩压的升高不如舒张压明显。因此，舒张压的高低主要反映外周阻力大小。而外周阻力的大小受小动脉和微动脉的口径和血液黏稠度的影响，阻力血管口径变小，血液黏稠度增加，外周阻力则增大。

（四）循环血容量

正常情况下，循环血量与血管容积相适应。如果循环血量减少或血管容积扩大，血压便会下降。

（五）动脉管壁的弹性

大动脉管壁的弹性对动脉血压有缓冲作用。当动脉血管硬化弹性降低时，缓冲能力下降，可致收缩压升高，舒张压降低，脉压增大。

三、血压正常值

测量血压通常以肱动脉为标准。正常成人安静时血压较稳定，其正常范围为：收缩压 90～139mmHg，舒张压 60～89mmHg，脉压 30～40mmHg。

四、生理性变化

（一）年龄和性别

动脉血压随年龄的增长而增高，收缩压的升高较舒张压更为明显（表 8-1）。中年之前女性血压比男性偏低，中年以后差别较少。

表 8-1　各年龄组血压平均值

年龄	血压	
	收缩压 / 舒张压（kPa）	收缩压 / 舒张压（mmH/g）
1 月龄	11.2/7.2	84/54
1 岁	12.7/8.7	95/65
6 岁	14/8.7	105/65
10～13 岁	14.7/8.7	110/65
14～17 岁	16/9.3	120/70
成年人	16/10.7	120/80
老年人	18.7～21.3/10.7～12	140～160/80～90

（二）昼夜和睡眠

血压呈明显的昼夜波动，表现为夜间血压最低，清晨起床活动后血压迅速升高。大多数人的血压 2：00～3：00 最低，在 6：00～10：00 及 16：00～20：00 各有一个高峰，20：00 后血压呈缓慢下降趋势，表现为“双峰双谷”，这一现象称动脉血压的日节律。在老年人，动脉血压的日高夜低现象更为显著，有明显的低谷与高峰。睡眠不佳者血压也可略有升高。

（三）环境

受寒冷刺激使末梢血管收缩，血压可上升，在高温环境中皮肤血管扩张血压可下降。

（四）体型与体位

高大、肥胖者血压较高。立位血压高于坐位，坐位血压高于卧位，此种情况与重力引起的代偿机制有关。对于长期卧床或使用某些抗高血压药物的患者，若由卧位改为立位时，可出现头晕、心悸、站立不稳甚至晕厥等直立性低血压的现象。

（五）身体不同部位

一般右上肢血压高于左上肢，因右侧肱动脉来自主动脉弓的第一大分支头臂干，左侧肱动脉来自主动脉弓的第三大分支左锁骨下动脉。下肢血压比上肢的高 20～40mmHg，与股动脉的管径较肱动脉粗，血流量大有关。

（六）运动

运动时血压的变化与肌肉运动的方式有关，以等长收缩为主的运动，如持续握拳时，血压升高；以等张收缩为主的运动，如步行、骑自行车，在运动开始时血压有所升高，继而由于血流量重新分配和有效循环血量的改变，血压可逐渐恢复正常。

（七）其他

紧张、恐惧、兴奋、疼痛及饮食、吸烟、饮酒等均可使血压升高。

第二节　异常血压的评估与护理

一、高　血　压

高血压是指成年人收缩压≥140mmHg（18.6kPa）和（或）舒张压≥90mmHg（12kPa）。

临床上，以原因不明的原发性高血压为多见；少数（5% 左右）为继发性高血压，如肾小球肾炎、嗜铬细胞瘤、颅内压增高等可致血压升高。

目前我国采用 1999 年世界卫生组织与国际高血压联盟（WHO/ISH）制定的高血压分级标准（表 8-2）。

表 8-2　高血压的分级

分级	收缩压（mmHg）	舒张压（mmHg）
理想血压	＜120	＜80
正常血压	＜130	＜85
正常高值	130～139	85～89
1 级高血压（轻度）	140～159	90～99
亚组：临界高血压	140～149	90～94
2 级高血压（中度）	160～179	100～109
3 级高血压（重度）	≥180	≥110
单纯收缩期高血压	≥140	＜90
亚组：临界单纯收缩期高血压	140～149	＜90

二、低　血　压

成人收缩压低于 90mmHg（12kPa），舒张压低于 60mmHg（8kPa）称为低血压。常见于休克、大量失血、心肌梗死等情况。

三、脉压的变化

脉压增大，可见于主动脉瓣关闭不全、主动脉硬化等；脉压减少，可见于心包积液、缩窄性心包炎等。

四、异常血压的护理

（一）心理护理

发现血压异常时，勿流露出紧张表情，应与患者基础血压对照后，给予解释、安慰，严密观察，并做好记录。

（二）规律生活

保持充足的休息和睡眠．避免劳累。患者血压较高时，应嘱其卧床休息，按医嘱给予抗高血压药物；若血压过低，应迅速安置患者平卧位．并做应急处理。患者的休息环境应安静、舒适，温、湿度适宜。

（三）坚持运动

积极参加力所能及的体力劳动和适当的体育运动，以改善血液循环，增强心血管功能。鼓励高血压患者采用每周 3～5 次、每次持续 30 分钟左右中等强度的运动，如步行、快走、慢跑、游泳、打太极拳等。运动应注意量力而行，循序渐进。

（四）加强监测

对需密切观察血压者应做到四定：定时间、定部位、定体位、定血压计。及时了解血压变化，同时密切观察药物的治疗效果及不良反应，观察有无并发症的发生。

（五）合理饮食

选择易消化、低盐、低脂肪、低胆固醇、高维生素、富含纤维素饮食，避免辛辣刺激食物，控制烟、酒、咖啡等的摄入，高血压患者应减少钠盐的摄入，逐步降至世界卫生组织（WHO）推荐的每人每日食盐 6g 的要求。

（六）健康教育

向患者及其家属讲解高血压患者的合理生活方式，适当体育运动的重要性，饮食与治疗要求，自我监控血压与紧急情况的处理方法等。

五、血压的测量

血压测量可分为直接测量法与间接测量法。直接测量法是将溶有抗凝药的长导管经皮插入动脉内，导管与压力传感器相连接，显示实时的血压数据，可连续监测动脉血压的动态变化，属于一种创伤性检查，仅限于急危重症患者、特大手术及严重休克患者的血压监测。间接测量法是应用血压计间接测量，它是根据血液通过狭窄的血管形成涡流时发出响声而设计的，是目前临床上广泛应用的方法。

（一）血压计的种类与构造

1．血压计的种类　主要有水银血压计（台式、立式两种，立式血压计可任意调节高度）（图 8-1）、弹簧表式血压计（图 8-2）和电子血压计（图 8-3）3 种。

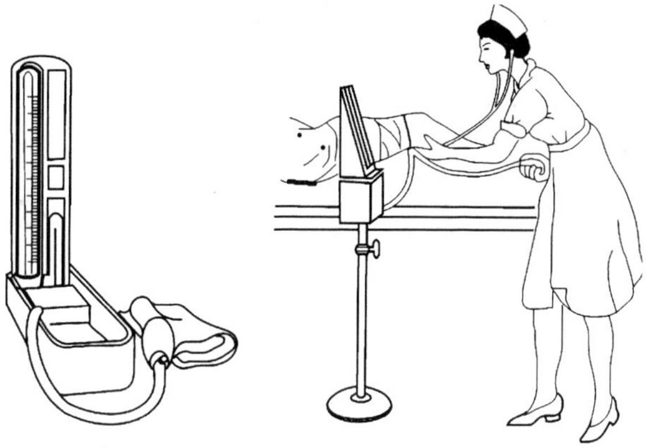

A　　　　　　　　　　B

图 8-1　水银血压计

A．台式血压计；B．立式血压计

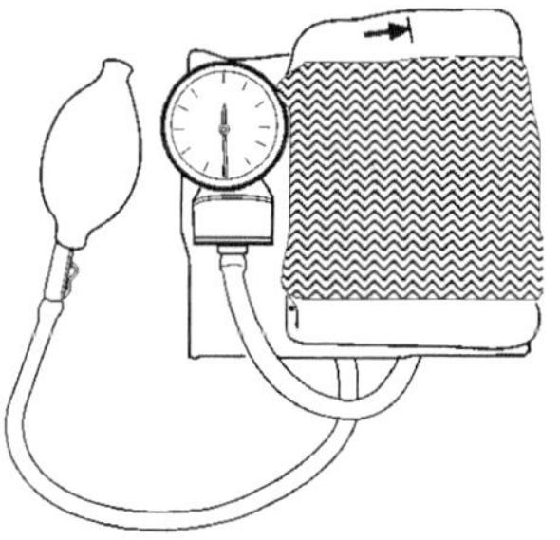

图 8-2　弹簧表式血压计

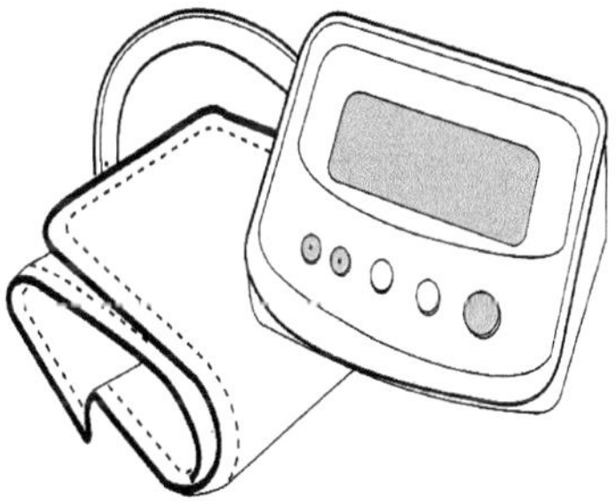

图 8-3　电子血压计

2．血压计的构造　血压计由 3 部分组成。

（1）输气球及调节空气压力的活门。

（2）袖带为长方形扁平的橡皮袋，一般长 24cm，宽 12cm（小儿袖带宽度是上臂直径的 1/3～1/2）。袋上有两根橡胶管，1 根接输气球，另一根与压力表相接。

3．血压计

（1）水银血压计：在盒盖板壁上有一个固定的玻璃管，管面刻度为 0～300mmHg（0～40kPa），每小格为 0.5 kPa。玻璃管上端和大气相通，其顶端盖以金属帽与大气相通。玻璃管下端和水银槽相通，内装 60g 水银，调节开关与水银相通，使用时，将开关打开，槽内水银可进入玻璃管，用毕，关紧开关，防止水银外溢。

（2）弹簧表式血压计：外形似表，呈圆盘状，盘面标有刻度，数字为 20～300mmHg（2.6～40kPa），中央有一指针，以指示血压数值。其优点为体积小、便于携带，但每年应和水银血压计校对一次，以免仪器不准确。

（3）电子血压计：用探头输入，电子自动取样，取样后的信号由模数转换器把模拟信号转换为数字信号，再经过数字运算后由液晶显示板直接显示舒张压、收缩压和脉搏 3 个参数。由于采用自动取样、数字运算和自动放气形式，所以仪器省略掉听筒和放气系统。数字能直接显示和贮存，这样可完全排除人为测量误差，精确度较高。

（二）血压测量的方法

【目的】

1．判断血压有无异常。

2．动态监测血压的变化，间接了解循环系统的功能情况。

3．协助诊断，为预防、治疗、康复、护理提供依据。

【操作前准备】

1．评估患者并解释

（1）评估患者年龄、病情、意识、治疗等情况。

（2）评估是否存在影响血压测量准确性的因素。

（3）评估患者的心理状态、合作程度。

（4）向患者及其家属解释测量血压的目的、方法、注意事项及配合要点，取合适、安全易于操作的体位。

2．患者准备　体位舒适，情绪稳定。测量前30分钟内，无剧烈运动、吸烟、恐惧等活动。

3．环境准备　整洁、安静、光线充足。

4．护士准备　着装整洁，修剪指甲，洗手、戴口罩。

5．用物准备　血压计、听诊器、记录本、笔等。

【操作步骤】

步骤	要点与说明
1．核对、解释：携用物至患者床旁，核对患者姓名、床号，解释操作的目的及配合方法，取得患者合作	·确认患者
2．选择测量部位	
肱动脉	·为最常用的测量部位
（1）体位：手臂位置与心脏处于同一水平位上。坐位：肱动脉平第4肋软骨水平；仰卧位：肱动脉平腋中线	·肱动脉高于心脏水平，可使测得的血压值偏低；肱动脉低于心脏水平，可使测得的血压值偏高；
（2）患者：暴露上臂，手掌向上，肘部伸直，上臂、血压计“0”点与心脏处于同一水平位上	·必要时脱袖
（3）血压计：打开水银开关	·避免血压计倾斜
（4）袖带：驱尽袖带内空气，下缘距肘窝2～3cm，平整无褶地缠绕，松紧以插入1指为宜	
（5）注气与放气：置听诊器于动脉搏动最明显处（图8-4），并用左手轻按，右手握气球，关闭气门充气，打气至动脉搏动消失，再升高16～32mmHg（2～4kPa），缓慢放开气门，速度为4mmHg/s	·避免听诊器胸件塞入袖带内·肱动脉搏动消失表示血流已被阻断
（6）判断：用听诊器听到的第一声响即为收缩压，声响消失或变弱为舒张压	
腘动脉	·眼睛视线保持与水银柱弯月面同一水平位上
（1）体位：仰卧位、俯卧或侧卧位	·第一声搏动音表示袖带内压力降到与心脏收缩压相等，血流能通过受阻的肱动脉
（2）患者：暴露大腿	
（3）血压计：打开水银开关	·必要时脱一侧裤腿
（4）袖带：驱尽袖带内空气，下缘距腘窝3～5cm，平整无褶地缠绕，松紧以插入1指为宜	
（5）其余操作同肱动脉	

续表

步骤	要点与说明
3. 整理血压计：取下袖带，排尽余气，关气门螺帽，整理后放入盒内；将血压计倾斜 45°，关闭水银槽开关	
4. 操作后处理：恢复体位，整理床单位，整理用物	·协助患者穿衣、裤，取舒适体位 ·将结果告知患者或家人，若与病情不符，须重测
5. 记录：分数式表示：收缩压 / 舒张压（mmHg）	·当变音与消失音之间有差异时，两次读数都应记录，方式是收缩压 / 变音 / 消失音，如 114/74/62mmHg

【注意事项】

1．检查血压计的玻璃管有无裂损，水银有无漏出，加压气球、橡胶管有无老化、漏气，听诊器是否完好等。

2．需要密切观察血压者应做到“四定”：定时间、定部位、定体位和定血压计。

3．正确选择测量肢体：有偏瘫者选择健侧肢体，一侧肢体正在输液或施行过手术者，应选择对侧肢体测量。

4．发现血压听不清或有异常时应重测，注意使水银柱降至“0”点，休息片刻后测量，必要时双侧对照。

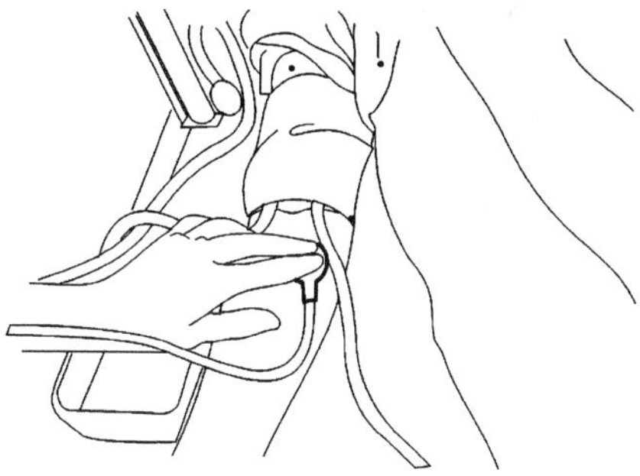

图 8-4 肱动脉血压测量法

5．防止产生误差

（1）设备方面：袖带过窄，可使测得的血压值偏高；袖带过宽、橡胶管过长、水银量不足等可使测得的血压值偏低。

（2）患者方面：为了免受血液重力作用的影响，测血压时，心脏、肱动脉和血压计“0”点应在同一水平位上。肱动脉高于心脏水平，可使测得的血压值偏低；吸烟、进食、运动、膀胱充盈等可使测得的血压值偏高。

（3）操作过程：袖带缠得过紧，测量者的视线低于水银柱弯月面，可使测得的血压值偏高；反之，测得的血压值偏低。放气速度太慢，可使测得的舒张压偏高；放气速度太快，听不清声音的变化。

【健康教育】

1．向患者及其家属解释血压的正常值及测量过程中的注意事项。

2．指导患者正确使用血压计和测量血压，帮助患者创造在家中自测血压的条件，以便患者能够及时掌握自己血压的动态变化。

3．教会患者正确判断降压效果，及时调整用药。

4．指导患者采用合理的生活方式，提高自我保健能力。

临床模拟情境讨论 患者，徐某，男，52 岁。因头晕严重 5 小时收入院，患者自诉患高血压 10 年，糖尿病 6 年。

情境 1： 患者由轮椅运送至病房，协助在病床上平卧后，护士对其进行入院护理体检。

讨论题： 结合高血压 10 年的病史，体检时应注意哪些相关内容？

情境 2： 入院后 4 小时，患者出现右侧肢体偏瘫，予以急诊 CT 检查，示脑梗死。

讨论题： 此时护士如何为患者进行血压的测量，注意事项有哪些？

第 9 章 排便的护理

临床模拟情境病案导入　患者，陈某，女，32 岁。自诉多年来一直排便困难，患有痔疮多年，近半年来排便困难加重，常有强烈的便意但无法排出且伴疼痛，导致痔疮加重，大便常伴鲜血而来院就诊。

情境：患者在家人的陪同下神情忧伤地向门诊护士述说多年来受排便困扰的痛苦。

讨论题：如果你是值班护士，请分析判断该患者主要存在什么护理问题？应采取哪些护理措施以解决患者存在的护理问题？（请结合排便异常进行讨论）

排泄是机体将新陈代谢产生的废物排出体外的生理过程，是人体的基本生理需要之一，也是维持生命活动的必要条件。人体排泄废物的主要途径是消化道和泌尿道。许多因素都可直接或间接影响人体的排泄功能而使机体出现健康问题，而每个个体的排泄情况及影响因素也不相同。进食后，食物从口进入胃和小肠消化吸收后，残渣贮存于大肠内，其中除一部分如水和离子等被大肠吸收外，其余均经细菌发酵和腐败作用后形成粪便。通常情况下，粪便的性质与形状可以反映整个消化系统的功能状况。因此护士通过对患者排便活动及粪便的观察，可以及早发现和鉴别消化道疾病，有助于诊断和护理。

第一节　与排便有关的解剖和生理

一、大肠的解剖

人体参与排便活动的主要器官是大肠。大肠全长 1.7m，起自回肠末端，止于肛门，分盲肠、结肠、直肠和肛管 4 个部分。

1．盲肠　盲肠为大肠与小肠的连接部分，其内有回盲瓣，起括约肌的作用，既可控制回肠内容物进入盲肠的速度，又可防止大肠内容物反流。

2．结肠　围绕在小肠的周围，分为升结肠、横结肠、降结肠和乙状结肠。

3．直肠　直肠从矢状面上看，有两个弯曲，骶曲凸向后，尾曲凸向前。

4．肛管　肛管上续直肠、下止于肛门，被肛门内、外括约肌包绕。肛门内括约肌为平滑肌，有协助排便的作用；肛门外括约肌为骨骼肌，是控制排便的重要肌肉。

二、大肠的生理功能

大肠生理功能主要有吸收水、电解质和维生素，形成粪便并排出体外等。

三、大肠的运动

大肠的运动少而慢，对刺激的反应也较迟缓。这些特点符合大肠的生理功能。大肠的运动形式有以下几种。

1. 袋状往返运动　是空腹时最常见的一种运动形式，主要是由环行肌无规律的收缩引起。使结肠袋中内容物向前后两个方向做短距离移动，并不向前推进。

2. 分节或多袋推进运动　是进食后较多见的一种运动形式，由一个结肠袋或一段结肠收缩推移肠内容物至下一结肠段。

3. 蠕动　是一种推进运动，由一些稳定的收缩波组成，波前面的肌肉舒张，波后面的肌肉则保持收缩状态，使肠管闭合排空。蠕动对肠道排泄起重要的作用。

4. 集团蠕动　是一行进很快、向前推进距离很长的强烈蠕动，起源于横结肠，强烈的蠕动波可将肠内容物从横结肠推至乙状结肠和直肠。此蠕动每天发生 3～4 次，最常发生在早餐后的 60 分钟内。它由两种反射刺激引起：胃 - 结肠反射和十二指肠 - 结肠反射。当食物进入胃、十二指肠后，通过内在神经丛的传递，反射性地引起结肠的集团蠕动而推动大肠内容物至乙状结肠和直肠，引发排便反射。胃 - 结肠反射和十二指肠 - 结肠反射对肠道排泄有重要的意义，可利用此反射来训练排便习惯。

四、排　　便

从大肠排出废物的过程称为排便。正常人的直肠腔内除排便前和排便时通常无粪便。当肠蠕动将粪便推入直肠时，刺激直肠壁内的感受器，其兴奋冲动经盆神经和腹下神经传至脊髓腰骶段的初级排便中枢，同时上传到大脑皮质，引起便意和排便反射。如果环境许可，皮质发出下行冲动到脊髓腰骶段的初级排便中枢，通过盆神经传出冲动，使降结肠、乙状结肠、直肠收缩，肛门内括约肌不自主地舒张，同时，阴部神经冲动减少，肛提肌收缩，肛门外括约肌舒张。此外，由于支配腹肌和膈肌的神经兴奋，腹肌、膈肌收缩，腹压增加，共同促进粪便排出体外。

排便活动受大脑皮质的控制，意识可以促进或抑制排便。个体经过一段时间的排便训练后，即可以自主地控制排便。正常人的直肠对粪便的压力刺激有一定的阈值，达到此阈值时即可产生便意。如果个体经常有意识地遏制便意，会使直肠渐渐失去对粪便压力刺激的敏感性，加之粪便在大肠内停留过久，水分被吸收过多而干结，造成排便困难，这是产生便秘最常见的原因之一。

第二节　排便的评估

一、正常粪便的观察

（一）次数与量

排便是人的基本需要，排便次数因人而异，一般成人每日排便 1～3 次，婴幼儿每日排便 3～5 次。每日的排便量与个体摄入的膳食种类、数量、液体量、大便次数及消化器官的功能有关。正常成人每日排便 150～200g，进食少纤维、高蛋白等精细食物者，粪便量少而细腻；而进食大量蔬菜、水果等粗纤维食物者，粪便量较多。

（二）形状与软硬度

正常人的粪便为成形软便，不粘连。

（三）颜色

正常成人粪便呈黄褐色或棕黄色，婴儿粪便为黄色或金黄色。由于摄入食物或药物种类不同，粪便颜色会发生改变。如食用大量绿色蔬菜，粪便呈暗绿色；摄入动物血或铁剂时，粪便可呈无光泽黑色。

（四）气味

正常粪便因含蛋白质分解产物靛基质及粪臭素等而有臭味，其臭味的强度因膳食种类而异，食荤者味重，食素者味轻。

（五）混合物

正常粪便主要为食物的残渣，并含有细菌、大量脱落的肠上皮细胞及机体代谢后的废物，如胆色素衍生物和钙、镁、汞等。粪便中混入的少量黏液，肉眼不易查见。

二、异常粪便的观察

（一）次数

成人每日排便若超过 3 次或每周少于 3 次应考虑为排便异常。

（二）性状

当消化不良或急性肠炎时，排便次数可增多，且粪便呈糊状或水样。便秘时，粪便干结、坚硬，呈栗子样。直肠、肛门狭窄时，粪便呈扁条形或带状。

（三）颜色

柏油样便提示上消化道出血，暗红色便提示下消化道出血，陶土色便提示胆道梗阻，果酱样便见于肠套叠、阿米巴痢疾，粪便表面有鲜血或便后滴血常见于肛裂或痔出血，白色米泔水样便见于霍乱、副霍乱等。

（四）气味

直肠溃疡或肠癌者粪便呈腐臭味，上消化道出血时粪便呈腥臭味，消化不良者粪便为酸臭味。

（五）混合物

粪便中混有大量的黏液常见于肠道炎症，伴有脓血者常见于痢疾和直肠癌等，肠道寄生虫感染时粪便内可见蛔虫、绦虫等。

第三节 排便的影响因素

一、生理因素

（一）年龄

年龄可影响个体对排便的控制，2～3 岁以下的婴幼儿由于神经肌肉发育不完善，不能自行控制排便；而老年人由于年龄的增长，可导致腹壁肌张力下降，胃肠蠕动减慢，肛门括约肌松弛，出现排便困难或难以控制排便。

（二）个人排便习惯

在日常生活中，许多人都会建立起自己比较规律的排便习惯，如相对固定的排便时间、喜欢使用的便器及排便时从事某些活动（如阅读）等，当这些生活习惯由于环境改变而无法维持时，就可能影响个体正常地排便。

二、饮食与活动

合理规律的饮食和足量的液体摄入是维持正常排便的重要条件。食物中的纤维素因不被肠道吸收可维持足够的粪便容积，刺激肠蠕动而有助于排便。此外，每日摄入足量的液体可以液化肠内容物使食糜易于通过肠道，当食物摄入量过少，食物中缺乏纤维素或水分不足时，无法产生足够的粪便容积和液化食糜，食糜通过回肠的速度减慢，时间延长，水分重吸收增加，从而使粪便变硬，排便减少而发生便秘。活动可维持肌张力，刺激肠蠕动，有助于维持正常的排便功能。各种原因引起的长期卧床、活动受限的患者，可因肌张力减退而导致排便困难。

三、心 理 因 素

心理问题是影响排便的重要因素，精神抑郁时，身体活动减少，肠蠕动减慢可导致便秘；当情绪紧张、焦虑时可引起迷走神经兴奋，肠蠕动增快，发生吸收不良、腹泻。

四、社会文化因素

社会文化教育影响个人的排便观念和习惯。在现代社会，排便是个人隐私的观念已被大多数社会文化所接受。当个体因排便问题需要医务人员帮助而丧失隐私时，个体就可能压抑排便的需要而造成排便功能异常。

五、与疾病有关的因素

（一）疾病因素

肠道本身的疾病或身体其他系统的病变均可影响正常排便，如大肠癌、结肠炎可使排便次数增加，脊髓损伤、脑卒中等中枢神经系统受损或病变可导致排便失禁。

（二）治疗和检查因素

有些药物能治疗或预防便秘和腹泻，如缓泻药可刺激肠蠕动，减少肠道水分吸收，促使排便；有些药物则可能干扰正常的排便形态，如长时间服用抗生素可抑制肠道内正常菌群的功能而造成腹泻；而麻醉药、镇痛药则可使肠蠕动减弱，易发生便秘。

胃肠 X 线检查常需灌肠或服用钡剂，也可影响排便。

第四节　异常排便的评估与护理

一、便　　秘

（一）定义

便秘是指排便次数减少，无规律性，粪便干燥、坚硬，排便困难。常伴有头痛、腹痛、腹胀、消化不良、食欲缺乏和疲乏无力等症状。

（二）原因

强烈的情绪反应，饮食结构不合理、饮水量不足，长期卧床或活动减少，某些器质性病变，中枢神经系统功能障碍等。以上原因均可抑制肠道功能而导致便秘的发生。

（三）症状和体征

腹胀、腹痛、食欲缺乏、消化不良、舌苔变厚、头痛等。另外，便秘者粪便干硬，触诊腹部较硬实且紧张，有时可触及包块，肛查可触及粪块。

（四）护理

1. 心理护理　根据患者情况，给予解释、指导，以稳定患者情绪，消除其紧张心理。

2. 提供排便环境　提供隐蔽的排便环境，如排便时，用屏风或拉床帘以遮挡患者，并给患者留有足够的排便时间，使患者安心；对危重症患者，在病情平稳时，护士可暂时离去，以免给患者带来窘迫感等；避开查房、治疗及进餐时间，以消除其紧张情绪，利于排便。

3. 采取适当的姿势　病情允许时，协助患者排便时取坐位或蹲位。能下床的患者可在床边或到厕所排便，且厕所应装扶手，以便扶撑；如需在床上排便，可酌情将床头抬高，以助排便；手术患者应在术前有计划地训练其在床上使用便器。

4. 腹部按摩　便秘患者排便时，腹部可按升结肠、横结肠、降结肠的顺序做环形按摩，以刺激肠蠕动，促使降结肠的内容物向下移动，并可增加腹压，有助于排便；指端轻压肛门后端也可促进排便。

5. 遵医嘱给缓泻药　缓泻药可使粪便中的水分含量增加，刺激肠蠕动，加速肠内容物的运行而起到导泻作用，但使用时应根据患者的特点及病情合理选用。对老年人、小儿应选择作用缓和的药物；慢性便秘患者可选用蓖麻油、番泻叶、酚酞（果导）、大黄等接触性泻药。使用缓泻药可暂时解除便秘，但不可长期使用或滥用，否则可使个体对缓泻药形成依赖，导致慢性便秘的发生。

6. 使用简易通便剂　常用开塞露、甘油栓等，其作用机制是软化粪便，润滑肠壁，刺激肠蠕动，促进排便。

7. 灌肠　以上措施均无效时，遵医嘱给予灌肠。

8. 健康教育　使患者及其家属认识到维持正常排便习惯的重要性。

（1）定时排便：帮助患者选择合适时间，养成定时排便的习惯。

（2）饮食护理：多摄取可促进排便的食物和饮料，如多食用蔬菜、水果、粗粮等高纤维素食物；适当提供轻泻食物如梅子汁等促进排便；多饮水，每日清晨起床后饮一杯温开水，病情允许时每日液体摄入量不少于 2L；适当食用油脂类食物及润肠通便食物。

（3）适当运动：按个人需要制订规律的活动计划，并协助患者进行运动，如散步、推腹做操、打太极拳等，卧床患者可进行床上活动。此外，还应指导患者进行增强腹肌和盆底肌肉的运动，以增加肠蠕动和肌张力，促进排便。

（4）充足的休息与睡眠：以减轻压力，放松心情，保持消化功能的正常。

（5）简易通便药：教会患者及其家属使用开塞露的方法，但不可长期使用。

二、粪便嵌塞

（一）定义

粪便嵌塞是指粪便持久滞留堆积在直肠内，坚硬不能排出。常发生在慢性便秘的患者。

（二）原因

便秘未能及时解除，粪便滞留在直肠内，水分被持续吸收，而乙状结肠排下的粪便又不断加入，最终使粪块变得又大又硬不能排出，发生粪便嵌塞。

（三）症状和体征

患者有排便冲动，腹部疼痛，直肠肛门疼痛，肛门处有少量液化的粪便渗出，但不能排出粪便。

（四）护理

1. 润肠　早期可使用栓剂、口服缓泻药来润肠通便。

2. 灌肠　必要时行油类保留灌肠。

3. 人工取便　具体方法：操作者戴上手套，将涂润滑剂的示指慢慢插入患者直肠内，触到硬物时注意大小、硬度，然后机械地破碎粪块，一块一块地取出。操作时注意动作轻柔，避免损伤直肠黏膜。人工取便易刺激迷走神经，因此心脏病患者须慎重使用。操作中如患者出现心悸、头晕时须立刻停止。

4. 健康教育　向患者及其家属讲解有关排便的知识，建立合理的膳食结构。协助患者建立并维持正常的排便习惯，防止便秘的发生。

三、腹　泻

（一）定义

腹泻是指排便次数增多、粪便稀薄而不成形，甚至水样便。腹泻常伴有腹痛、恶心、呕吐、肠鸣、里急后重等症状。

（二）原因

消化系统发育不成熟、饮食不当或使用泻药不当、情绪紧张焦虑、胃肠道疾病、某些内分泌疾病导致肠蠕动增加，发生腹泻。

（三）症状和体征

腹痛、肠痉挛、疲乏、恶心、呕吐、肠鸣、有急于排便的需要和难以控制的感觉。粪便松散或呈液体样。

（四）护理

1. 去除原因　如为肠道感染，立即停食可能被污染的饮食，遵医嘱给予抗生素治疗。

2. 卧床休息　减少肠蠕动，注意保暖。对生活不能自理的患者应及时给予便盆，消除其焦虑不安的情绪，使其身心得到充分休息。

3. 饮食护理　鼓励患者饮水，酌情给予清淡流质或半流质饮食，避免油腻、辛辣、高纤维素食物，严重腹泻者暂禁食。

4. 防治水和电解质紊乱　按医嘱给予止泻药，口服补液盐或静脉输液。

5. 皮肤护理　频繁腹泻者常因粪便刺激使肛周皮肤发生红肿疼痛，因此，需做好肛周皮肤护理。尤其对婴幼儿、年老体弱者，每次便后用软纸轻擦肛门，温水清洗后涂油保护。

6. 观察病情　观察记录排便的次数、性质等，必要时留取标本送检。病情危重者应注意生命体征的变化。如疑为传染病，应按肠道隔离原则护理。

7. 心理护理　根据患者情况，给予合理的安慰和解释，消除其焦虑不安的情绪，并主动关心、帮助患者，协助做好清洁护理，使其身心舒适。

8. 健康教育　向患者讲解预防和护理腹泻的有关知识，指导患者选择合理的饮食，预防水、电解质紊乱，使患者养成良好的饮食卫生习惯。

四、大便失禁

（一）定义

大便失禁是指肛门括约肌不受意识控制而不自主地排便。

（二）原因

神经肌肉系统的病变或损伤，如瘫痪、胃肠道疾病、精神障碍、情绪失调等。

（三）症状和体征

患者不自主地排出粪便。

（四）护理

1．心理护理　排便失禁患者的心情紧张而窘迫，常感到自卑和抑郁，期望得到理解和帮助。护士应尊重理解患者，给予安慰和鼓励，帮助其树立信心，配合治疗和护理。

2．皮肤护理　床上铺橡胶单及中单或一次性尿布，每次便后用温水洗净肛周及臀部皮肤，保持局部皮肤清洁、干燥，必要时肛周皮肤涂油膏保护，防止破损感染。注意观察骶尾部皮肤变化，定时按摩受压部位，预防压疮发生。

3．重建排便能力　观察患者排便前的表现，了解患者排便的时间、规律，适时给予便盆。对排便无规律的患者，可定时给予便盆试行排便，以帮助其建立排便反射。

4．室内环境　定时开窗通风，去除不良气味，保存室内空气清新。

5．健康教育　如无禁忌，保证患者每天摄入足量的液体。指导患者进行肛门括约肌及盆底肌肉收缩锻炼：患者取立、坐或卧位，试做排便动作，先缓慢收缩肌肉，然后再慢慢放松，每次持续10秒左右，连续10遍，每日5～10次，以患者感觉不疲乏为宜。

临床模拟情境讨论　患者，吴某，女，52岁，退休工人。因反复下腹部疼痛近半年，反复阴道出血8个月，最近加剧，门诊检查示宫颈癌收入院，行手术治疗。

情境：术后第5天，患者诉腹胀，肛门胀痛有便意，但排不出，术后未曾排便。

讨论题：

1. 患者存在什么护理问题？
2. 护士应给患者提供哪些护理措施？如何对患者进行健康教育？

第10章 常用急救技术

> 临床模拟情境病案导入　　患者，周某，女，55岁，农民。因与家人争吵后自服农药。
> **情境**：患者出现恶心、呕吐两小时，入院。
> **讨论题**：当班护士最先采取的抢救措施是哪种？

急救的最基本的目的就是挽救生命，掌握常用的急救知识与技能可以对急危重患者实施抢救。本章主要介绍心肺复苏术、洗胃法和人工呼吸器等急救技术。

第一节　心肺复苏技术

心肺复苏（cardiopulmonary resuscitation，CPR）是对由于外伤、疾病、中毒、意外低温、淹溺和电击等各种原因，导致呼吸、心搏停止的急危重症患者所采取的关键抢救措施，即胸外按压形成暂时的人工循环并恢复自主搏动，采用人工呼吸代替自主呼吸，快速电除颤消除心室颤动恢复窦性心律，以及尽早使用血管活性药物来重新恢复自主循环的急救技术。

在常温情况下，心脏停搏3秒时患者就感到头晕；10秒即出现昏厥；30～40秒后瞳孔散大；60秒后呼吸停止、大小便失禁；4～6分钟后大脑发生不可逆的损伤。因此，对心搏骤停、呼吸骤停患者的抢救应当在4分钟内进行基础生命支持（basic life support，BLS）技术，开始的时间越早，成活率越高。

一、呼吸、心搏骤停的原因

1. 呼吸骤停　很多原因可造成呼吸骤停，包括溺水、卒中、气道异物阻塞、吸入烟雾、会厌炎、药物过量、电击伤、窒息、创伤，以及各种原因引起的昏迷。原发性呼吸停止后，心脏仍可在数分钟内得到已氧合的血液供应，大脑及其他脏器也同样可得到数分钟的血供，此时，尚未出现循环停止的征象。当呼吸骤停或自主呼吸不足时，保证气道通畅，进行人工通气非常重要，可防止心脏发生停搏。心搏骤停早期，可出现无效的“叹息样”呼吸动作，不能与有效的呼吸动作相混淆。

2. 心搏骤停　除了上述能引起呼吸骤停进而引起心搏骤停的原因外，还包括急性心肌梗死、严重的心律失常如心室颤动、重型颅脑损伤、心脏大血管破裂引起的大失血、药物或毒物中毒、严重的电解质紊乱如高血钾或低血钾等。心搏骤停时血液循环停止，各重要脏器失去氧供，如不能在有限期内恢复血供，大脑等生命重要器官将发生不可逆的损害。

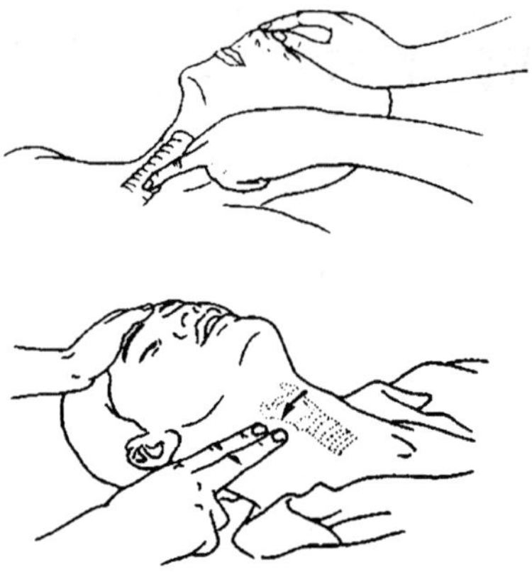

图 10-1 脉搏检查（颈动脉）

二、呼吸、心搏骤停的临床表现

1．突然面色死灰、意识丧失 轻摇或轻拍并大声呼喊，观察患者是否有反应，如确无反应，说明患者意识丧失。

2．大动脉搏动消失 因颈动脉浅表且颈部易暴露，作为首选诊脉部位。颈动脉位于气管与胸锁乳突肌之间，可用示指、中指指端先触及气管正中，男性可先触及喉结，然后滑向颈外侧气管与肌群之间的沟内，触摸有无搏动（图 10-1）。由于动脉搏动可能缓慢、不规律，或微弱不易触及，因此，触摸脉搏一般不少于 5～10 秒。

3．呼吸停止 应在保持气道开放的情况下进行判断。可通过听有无呼气声或用面颊部靠近患者口鼻部感觉有无气体逸出，脸转向患者观察胸腹部有无起伏。

4．瞳孔散大 循环完全停止超过 1 分钟后才会出现瞳孔散大。

5．皮肤苍白或发绀 一般以口唇和肢端末梢处最明显。

6．伤口不出血等。

一般仅凭意识丧失和大动脉搏动消失两项即可做出心搏骤停的判断，并立即开始实施 BLS 技术。由于 BLS 技术的实施分秒必争，因此，在临床工作中不能等心搏骤停的各种表现均出现后再进行诊断。一定注意不要因听心音、测血压等而延误抢救时间。

三、基础生命支持技术

基础生命支持（basic life support，BLS）技术又称现场急救，是心肺复苏的初始急救技术，是指专业或非专业人士进行徒手抢救。包括判断技能和一系列的支持或干预技术：判断患者反应、启动急救医疗服务（emergency medical services，EMS）系统，实施心肺复苏（CPR）中的 CAB（circulation，循环支持；airway，开放气道；breath，人工呼吸）和“D”（defibrillation，除颤）。根据 2010 年美国心脏协会颁布的《国际心肺复苏指南 2010》的标准，基础生命支持技术开始的 3 个步骤依次为 C—A—B，即胸外心脏按压、开放气道和人工呼吸。此方法适用于成人、儿童和婴儿，但不包括新生儿。如果现场有两名急救者，一名立即实施 CPR，另一名快速求救。

四、心肺复苏术

【目的】

重建和促进心脏、呼吸有效功能恢复。

【操作前准备】

1．评估患者 评估患者的病情、意识状态、呼吸、有无义齿等情况。

2．患者准备 进行患者体位调整，以便满足进行抢救的需要。

3．护士准备 着装整洁，洗手、戴口罩。

4．用物准备　抢救板，必要时备脚踏凳。

【操作步骤】

步骤	要点与说明
1．判断：检查患者，判断意识及大动脉搏动	• 注意轻拍重唤，禁忌摇晃患者
2．立即呼救	• 请求他人拨打电话；现场只一个抢救者，则先进行 1 分钟心肺复苏后，再联系求救。在实施 CPR 同时进行
3．摆放心肺复苏体位：仰卧位于硬板床或地上，如是卧于软床上的患者，其肩下需垫心脏按压板，去枕、头后仰	• 现场无危险时应就地抢救，注意避免随意移动患者；该体位有助于胸外心脏按压的有效性；避免误吸，有助于呼吸
4．确定胸外心脏按压的部位（图 10-2～图 10-4） （1）抢救者站在或跪于患者一侧（图 10-5）	• 间接压迫左、右心室，以替代心脏的自主收缩；部位应准确，避免偏离胸骨而引起肋骨骨折
（2）左手的掌根部放在按压部位，即胸骨中、下 1/3 交界处在胸骨中线与两乳头连线的相交处；右手以拇指根部为轴心叠于下掌之背上，手指翘起不接触胸壁	• 按压力度适度，姿势正确，两肘关节固定不动，双肩位于双手臂的正上方
（3）双肘关节伸直，依靠操作者的体重、肘及臂力，有节律地垂直施加压力，使胸骨下陷大于 5cm（成人），然后迅速放松，解除压力，使胸骨自然复位 （4）按压频率至少为 100 次 / 分	• 按压放松时手掌根不离开胸壁 • 按压有效性判断：①能扪及大动脉（股动脉、颈动脉）搏动，血压维持在 60～80mmHg 以上；②口唇、面色、甲床等颜色由发绀转为红润；③室颤波由细小变为粗大，甚至恢复窦性心律；④瞳孔随之缩小，有时可有对光反射；⑤呼吸逐渐恢复；⑥昏迷变浅，出现反射或挣扎
5．开放气道	• 有利于呼吸道通畅，避免将污物等吹入气道深处
（1）清除口腔、气道内分泌物或异物，有义齿者应取下	• 使舌根上提，解除舌后坠，保持呼吸道通畅
（2）手法开放气道	• 注意手指不要压向颏下软组织深处，以免阻塞气道
1）仰头抬颏法：抢救者一手的小鱼际置于患者前额，用力向后压使其头部后仰，另一手示指、中指置于患者的下颌骨下方，将颏部向前上抬起（图 10-6）	
2）仰头抬颈法：抢救者一手抬起患者颈部，另一手以小鱼际部位置于患者前额，使其头后仰，颈部上托（图 10-7）	• 头、颈部损伤患者禁用
3）托下颌法：抢救者双肘置于患者头部两侧，持双手示、中、环指放在患者下颌角后方，向上或向后抬起下颌（图 10-8）	• 患者头保持正中位，不能使头后仰，不可左右扭动。适用于怀疑有颈部损伤患者
6．人工呼吸	• 为首选方法
（1）口对口人工呼吸法（图 10-9～图 10-11）	
1）在患者口鼻盖一单层纱布	• 防止交叉感染
2）抢救者用保持患者头后仰的拇指和示指捏住患者鼻孔	• 可防止吹气时气体从口鼻逸出
3）深吸一口气，屏气，双唇包住患者口唇（不留空隙），用力吹气，使胸廓扩张	• 首次吹气以连吹两口为宜，维持肺泡通气和氧合作用
4）吹气毕，松开捏鼻孔的手，抢救者头稍抬起，侧转换气，同时注意观察胸部复原情况；频率：成人 13 次 / 分，儿童 16 次 / 分；吹气量 700～1100ml	• 患者借助肺和胸廓的自行回缩将气体排出；每次吹气时间 1 秒，患者有明显的胸廓隆起

续表

步骤	要点与说明
（2）口对鼻人工呼吸法	
1）用仰头抬颏法，同时抢救者用举颏的手将患者口唇闭紧	• 用于口腔严重损伤或牙关紧闭患者
2）深吸一口气，双唇包住患者鼻部吹起，吹气的方法同上，用力要大，时间要长	• 防止吹气时气体由口唇逸出 • 以克服鼻腔阻力
（3）口对口鼻人工呼吸法：抢救者双唇包住患者口鼻部吹气，20 次 / 分	• 适用于婴儿 • 防止吹气时气体由口鼻逸出；吹气时间要短，均匀缓缓吹气，防止气体进入胃部，引起胃膨胀
▲除颤（defibrillation）	
1. 判断患者发生心室颤动或心搏骤停	• 引起心搏骤停最常见的致命性心律失常是心室颤动（约 80%），治疗心室颤动最有效的措施是电除颤，且除颤成功的概率随着时间的流逝而减少或消失（除颤每延迟 1 分钟成功率将下降 7%～10%），因此，尽早快速除颤是抢救心搏骤停患者生命的关键环节
2. 快速采用除颤器或自动体外除颤仪对心搏骤停实施电除颤	• 放置电极片时避免放在植入装置上

成人、儿童和婴儿基础生命支持的关键步骤

内容	成人	儿童	婴儿
识别	无反应	无反应	无反应
	没有呼吸或仅有喘息	没有呼吸或仅有喘息	同儿童
	在 10 秒内未扪及脉搏（仅限医疗人员）	同成人	同成人
CPR 程序	CAB	CAB	CAB
按压频率	至少 100 次 / 分	至少 100 次 / 分	至少 100 次 / 分
按压幅度	至少 5cm	1/3 胸部前后径（约 5cm）	1/3 胸部前后径（约 4cm）
胸廓回弹	保证每次压下后要完全回弹，每 2 分钟交换 1 次按压职责	同成人	同成人
按压中断	避免中断按压，尽量将中断控制在 10 秒内	同成人	同成人
气道	按额托颌法（创伤患者：下腭前推法）	同成人	同成人
按压与通气比例	30∶2（1 名或 2 名急救员）（未插管）	30∶2（1 名急救员） 15∶2（2 名急救员）	同儿童
通气（已插管）	每 6～8 秒吹气 1 次（每分钟通气 8～10 次），按压、通气独立进行，不需同步 按压者以 100 次 / 分速率持续按压，有明显的胸廓隆起	同成人	同成人
除颤	尽早采用 AED，采用 AED 时尽量减少中断按压	同成人	同成人

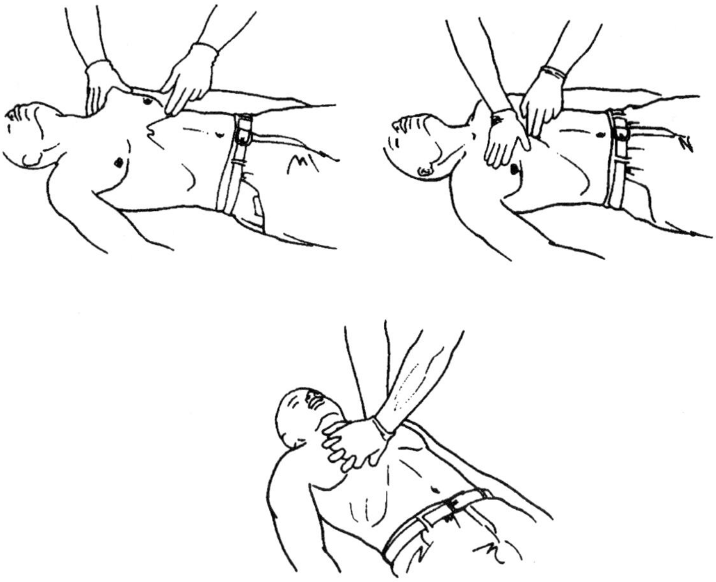

图 10-2　确定胸外心脏按压部位（1）

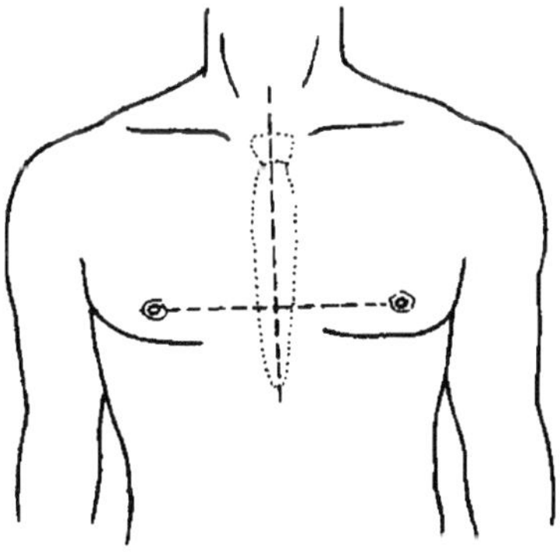

图 10-3　确定胸外心脏按压部位（2）

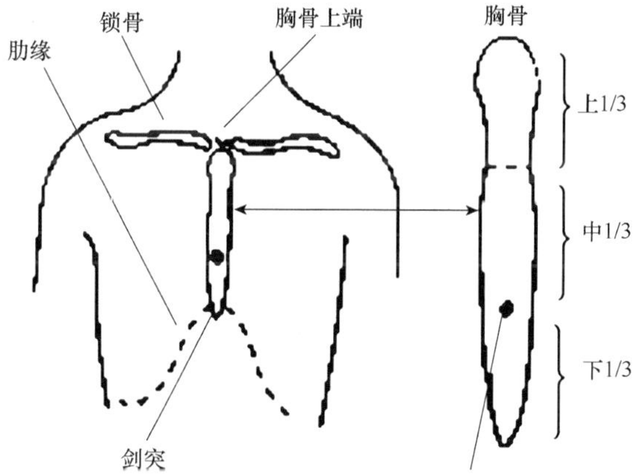

图 10-4　胸外心脏按压部位的模式图

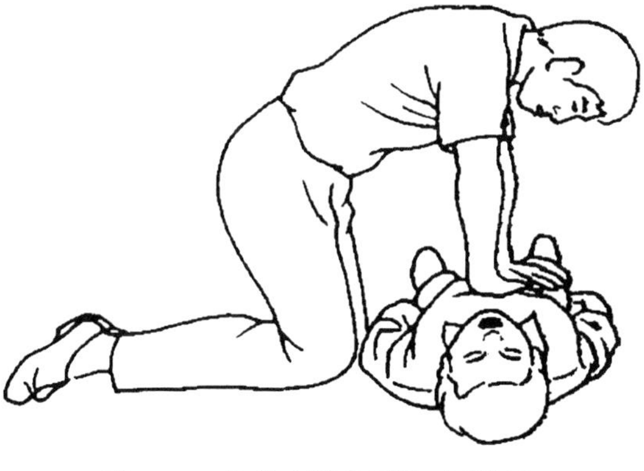

图 10-5　胸外心脏按压的正确姿势

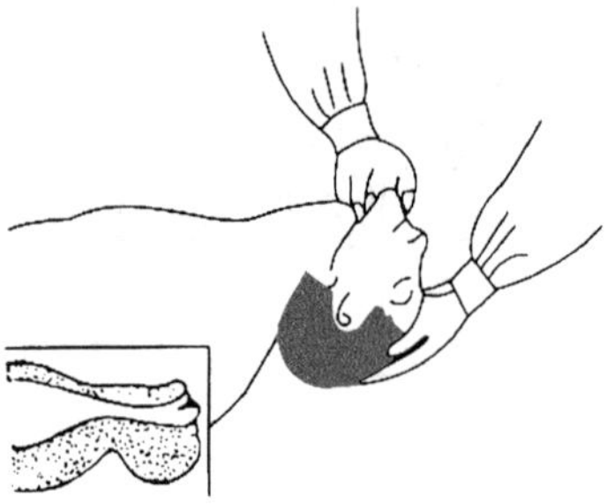

图 10-6　仰头抬颏法

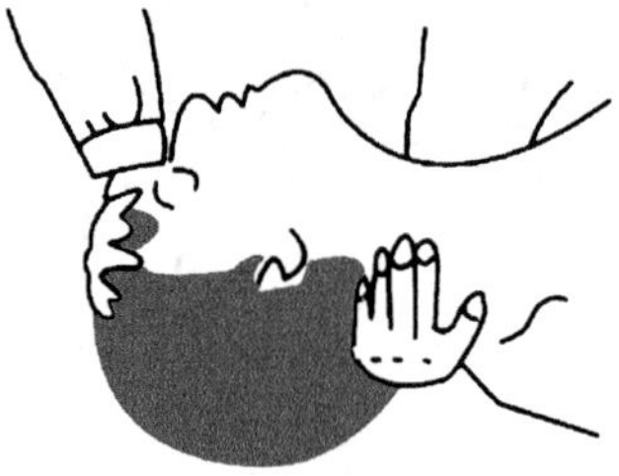

图 10-7　仰头抬颈法

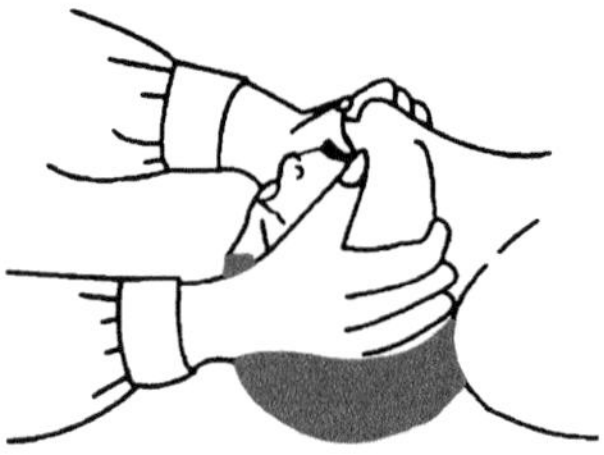

图 10-8　托下颌法

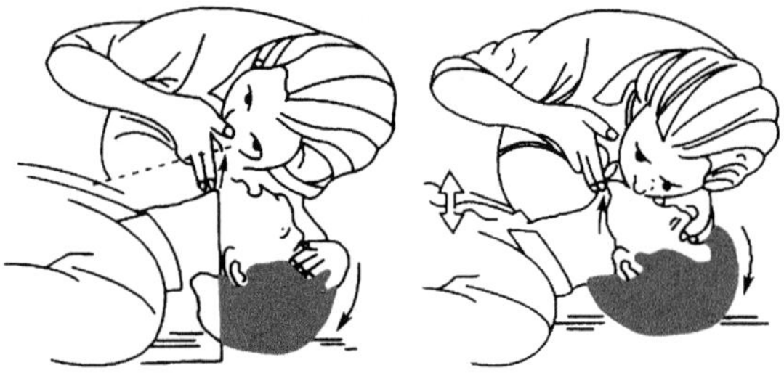

图 10-9　口对口人工呼吸（1）

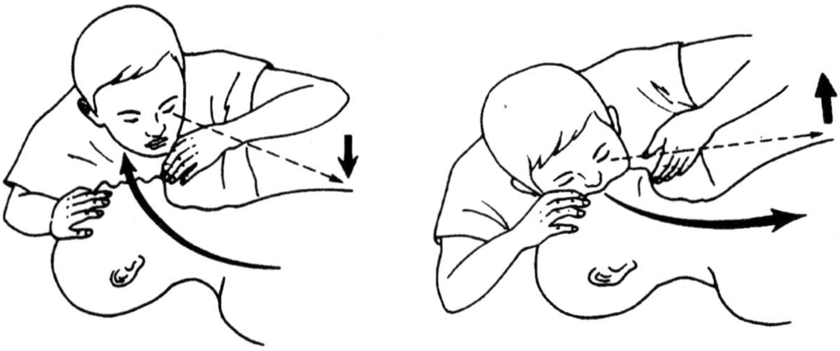

图 10-10　口对口人工呼吸（2）

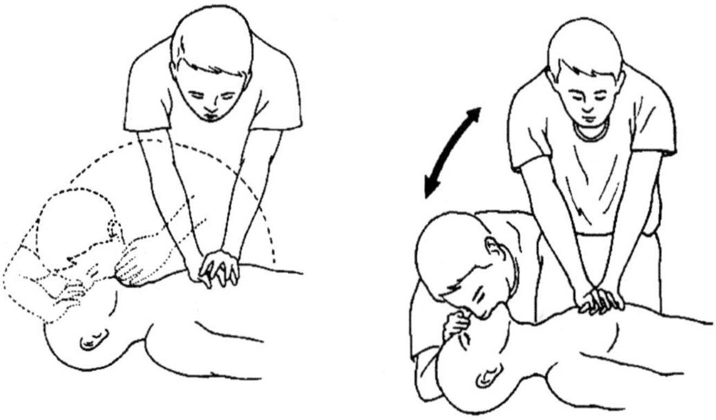

图 10-11　单 / 双人实施胸外心脏按压与人工呼吸

【注意事项】

1．在发现无呼吸或不正常呼吸（喘息样呼吸）的心搏骤停成年患者，应立即启动紧急救护系统，立即进行 CPR。

2．按压部位要准确，用力合适，以防止胸骨、肋骨压折。严禁按压胸骨角、剑突下及左、右胸部。按压力要适度，过轻达不到效果，过重易造成肋骨骨折、血气胸等。按压深度：成人 5～6cm，儿童大约 5cm，婴儿 4cm，儿童和婴儿至少为胸部前后径的 1/3，并保证每次按压后胸廓回弹。姿势要正确，注意两臂伸直，两肘关节固定不动，双肩位于双手的正上方。

第二节　洗　胃　法

洗胃是将胃管自口腔或鼻腔插入胃内，利用重力、虹吸或负压吸引作用的原理，将一定量的溶液反复注入和吸出的技术。

【目的】

1．解毒　清除胃内毒物或刺激物，减少毒物吸收，还可利用不同灌洗液进行中和解毒，用于急性食物或药物中毒。服毒后 4～6 小时洗胃效果最好。

2．减轻胃黏膜水肿　幽门梗阻患者饭后常有滞留现象，引起上腹部胀痛、不适、恶心、呕吐等症状，通过洗胃，减轻潴留物对胃黏膜的刺激，减轻胃黏膜水肿、炎症。

3．手术或某些检查前的准备　如胃部、食管下段、十二指肠手术前。

【操作前准备】

1．评估患者并解释　评估患者年龄、病情、医疗诊断、意识状态、生命体征等；患者所服毒物的性质；有无鼻腔息肉、活动义齿；心理状态及对洗胃的耐受能力、合作程度、知识水平、既往经验等。向患者及其家属解释洗胃的目的、方法、注意事项及配合要点。

2．患者准备

（1）了解洗胃的目的、方法、注意事项及配合要点。

（2）取舒适体位。

3．环境准备　患者床单位周围宽阔，光线明亮，便于操作。

4．护士准备　着装整洁，洗手、戴口罩。

5．用物准备　根据不同的洗胃方法进行用物准备。

（1）口服洗胃法

1）治疗盘内置：量杯、压舌板、水温计、弯盘、塑料围裙或橡胶单。

2）水桶 2 只（一只盛洗胃液，另一只盛污水）。

3）洗胃液：根据毒物性质准备洗胃液（表 10-1）。一般用量为 10 000～20 000ml。将洗胃液温度调节到 25～38℃范围为宜。

表 10-1　常用洗胃液

毒物	常用溶液	禁忌药物
酸性物	镁乳、蛋清水、牛奶	
碱性物	5% 醋酸、白醋、蛋清水、牛奶	
氰化物	3% 过氧化氢溶液引吐后，1∶15 000～1∶20 000 高锰酸钾溶液	
敌敌畏	2%～4% 碳酸氢钠，1% 盐水，1∶15 000～1∶20 000 高锰酸钾溶液	

续表

毒物	常用溶液	禁忌药物
乙基对硫磷（1605）	2%～4% 碳酸氢钠	高锰酸钾
二甲基 -（2,2,2- 三氯 -1- 羟基乙基）磷酸酯（敌百虫）	1% 盐水或清水，1∶15 000～1∶20 000 高锰酸钾溶液	碱性药物
双对氯苯基三氯乙烷（DDT）	温开水或生理盐水洗胃，50% 硫酸镁导泻	油性药物
酚类、煤酚类	用温开水、植物油洗胃至无酚味为止，洗胃后多次服用牛奶、蛋清保护胃黏膜	液体石蜡
苯酚（石炭酸）	1∶15 000～1∶20 000 高锰酸钾溶液	
巴比妥类（安眠药）	1∶15 000～1∶20 000 高锰酸钾溶液，硫酸钠导泻	硫酸镁
异烟肼	1∶15 000～1∶20 000 高锰酸钾溶液，硫酸钠导泻	

（2）胃管洗胃法

1）治疗盘内：无菌洗胃包（内有胃管、镊子、纱布或一次性胃管）、塑料围裙或橡胶单、治疗巾、检验标本试管、量杯、水温计、压舌板、弯盘、棉签、50ml 注射器、听诊器、手电筒、液状石蜡、胶布，必要时备张口器、牙垫、舌钳放于治疗碗内。

2）水桶 2 只：一只盛洗胃液，另一只盛污水。

3）洗胃液：同口服催吐法。

4）洗胃设备：电动洗胃机、Y 形三通管、调节夹或止血钳，输液架。漏斗胃管洗胃法备漏斗洗胃管、全自动洗胃机洗胃法备全自动洗胃机。

【操作步骤】

步骤	要点与说明
1. 评估并了解患者病情，确定并配制洗胃液	•适应证：非腐蚀性毒物中毒 •禁忌证：①腐蚀性毒物中毒，如强酸、强碱；②患有食管静脉曲张、主动脉瘤、严重心脏病、上消化道出血、胃穿孔
2. 核对、解释：携用物至患者床旁，核对患者床号、姓名，解释操作的目的及配合方法，取得患者合作	•确认患者，针对患者心理反应给予心理护理
▲口服催吐法	•用于服毒量少的清醒合作者
1. 体位：协助患者取坐位 2. 准备：围好围裙、取下义齿、置污物桶于患者坐位前或床旁 3. 自饮灌洗液：指导患者每次饮液量 300～500ml 4. 催吐：自呕和（或）用压舌板刺激舌根催吐 5. 结果：反复自饮→催吐，直至吐出的灌洗液澄清无味为止	•表示毒物已基本洗干净
▲胃管洗胃（漏斗灌注）法（图 10-12）	•不合作者由鼻腔插入
1. 体位：取左侧卧位；昏迷患者可取平卧位头偏向一侧并用压舌板、开口器撑开口腔，置牙垫于上、下磨牙之间，如有舌后坠，可用舌钳将舌拉出，有义齿者取下义齿	•左侧卧位可减慢胃排空，延缓毒物进入十二指肠的速度

续表

步骤	要点与说明
2. 插洗胃管：用液状石蜡润滑胃管前端，润滑插入长度的1/3；由口腔插入 55～60cm，插入长度为前额发际至剑突的距离	• 插管动作轻、稳、准，尽量减少对患者的刺激与不适
3. 检查胃管的位置：通过 3 种检测方法确定胃管确实在胃内	• 抽吸胃液、听气过水声、清水检验是否有气泡
4. 固定胃管：用胶布固定	• 证实胃管在胃内后再固定
5. 灌洗	
（1）置漏斗低于胃部水平位置，挤压橡胶球，抽尽胃内容物	• 利用挤压橡胶球所形成的负压作用，抽出胃内容物；留取第一次标本送检
（2）举漏斗高过头部 30～50cm，将洗胃液缓缓倒入漏斗内 300～500ml，当漏斗内尚余少量溶液时，迅速将漏斗降低至胃部位置以下，并倒向污水桶内（利用虹吸原理）	• 一次灌入量过多则胃容积增大，胃内压明显大于十二指肠内压，促使胃内容物进入十二指肠，加速毒物吸收，同时灌入量过多也可引起液体反流，导致呛咳、误吸或窒息；灌入量过少则洗胃液无法与胃内容物充分混合，不利于彻底洗胃，延长洗胃时间
（3）如此反复灌洗，直至洗出液澄清无味为止	• 如引流不畅，可挤压橡胶球加压吸引；每次灌入量和洗出量应基本相等，否则可导致胃潴留
▲电动洗胃机洗胃（图 10-13）	• 能迅速有效地清除毒物，节省人力，并能准确计算洗胃的液体量；利用负压吸引作用，吸出胃内容物
1. 接通电源，检查吸引器功能	
2. 安装灌洗装置：输液管与 Y 形三通管主管相连，夹紧输液管，检查各连接处有无漏气。将灌洗液倒入输液瓶内，挂于输液架上	
3. 插管：同漏斗胃管洗胃方法	
4. 开动吸引器，负压宜保持在 13.3kPa 左右，吸出胃内容物	• 避免压力过高引起胃黏膜损伤
5. 留取第一次标本送检	
6. 关闭吸引器，夹紧贮液瓶上的引流管，开放输液管，使溶液流入胃内 300～500ml	• 一次灌洗量不得超过 500ml，否则易出现危险
7. 夹紧输液管，开放贮液瓶上的引流管，开动吸引器，吸出灌入的液体	
8. 反复灌洗，直至洗出液澄清无味为止	
▲全自动洗胃机洗胃（图 10-14）	• 能自动、迅速、彻底地清除胃内毒物；通过自控电路的控制使电磁阀自动转换动作，分别完成向胃内冲洗药液和吸出胃内容物的过程
1. 操作前检查：通电，检查机器功能完好	• 工作原理：利用电磁泵作为动力源，通过自控电路的控制，使电磁阀自动转换动作，分别完成向胃内冲洗药液和吸出胃内容物的洗胃过程，能自动、迅速、彻底地清除胃内毒物 • 药管管口要始终浸没于洗胃液液面下
2. 连接各种管道：将 3 根橡胶管分别与机器的药管（进液管）、胃管、污水管（出液管）相连，药管的另一端放入洗胃液桶内，污水管的另一端放入空桶内	
3. 安置体位，插胃管。有义齿者取下义齿，能配合者取半坐位，昏迷患者取去枕平卧位，头向后仰，同漏斗胃管洗胃方法插胃管	• 半坐位有利于减轻患者咽反射，有利于胃管插入 • 头向后仰可避免胃管误入气道 • 插管时动作轻、稳；插入长度一般为前额发际至胸骨剑突处或由鼻尖经耳垂至胸骨剑突处的距离

续表

步骤	要点与说明
4. 保护床单位：铺塑料围巾，弯盘置于口角旁，卫生纸置方便取用处，污水桶置床头下方	·节力，增加患者舒适度
5. 洗胃机待命：将2根橡胶管分别与机器的药管、污水管相连	
6. 洗胃：胃管连接洗胃机另一根管，按“手吸”吸出胃内容物，以备送检。再按“自动”键，机器即进行自动冲洗	·接通电源，按“启动”键，管道排气，关闭“启动”键，将出水管放入污物桶。 ·胃内检毒物测定
7. 如有管道堵塞，水流不畅，可交替按“手冲”“手吸”键，重复冲吸数次，直至通畅。再按“手吸”待吸出后，按“自动”键	·冲洗时“冲液”灯亮，吸引时“吸液”灯亮 ·管道通畅后，按“手吸”以吸出胃内残液，以免自动洗胃机再冲入胃内造成胃扩张
8. 病情观察：洗胃过程中，观察洗出液的性质、颜色、气味、量及患者面色、脉搏、呼吸和血压变化，注意出入水量平衡及防止并发症的发生	·洗胃并发症：水中毒、水和电解质紊乱、急性胃扩张、窒息、迷走神经反射性心搏骤停、腹痛、休克、洗出液呈血性等，应立即停止洗胃，采取相应的急救措施
9. 拔管：洗毕，反折胃管，拔出	·防止拔管过程中，胃管内液体坠入呼吸道
10. 安置患者	·协助患者漱口、洗脸、帮助患者取舒适卧位，整理床单位
11. 整理用物：将药管、胃管和污水管同时放入清水中，手按“清洗”键，机器自动清洗各管腔。完毕，将各管取出待手排尽后按“停机”键，关机	·避免管道被污物堵塞或腐蚀
12. 记录：灌洗液名称、量，洗出液的颜色、气味、性质、量，患者的全身反应	

【注意事项】

1. 了解患者中毒情况，如中毒时间、途径、毒物种类、性质、量等，来院前是否已有呕吐。
2. 掌握洗胃的禁忌证和适应证。
3. 正确选择洗胃液。

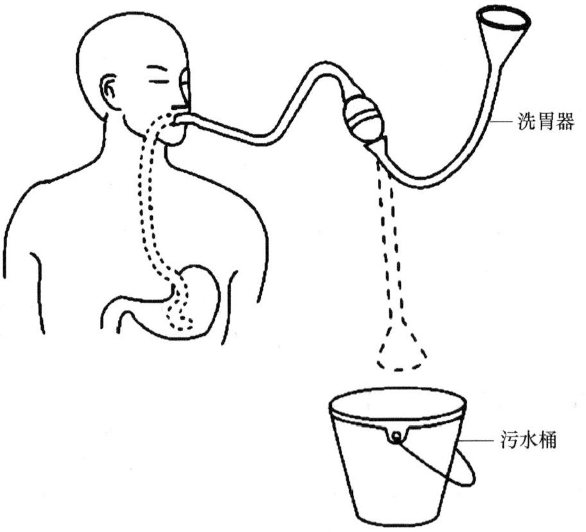

图 10-12 胃管洗胃（漏斗灌注）法

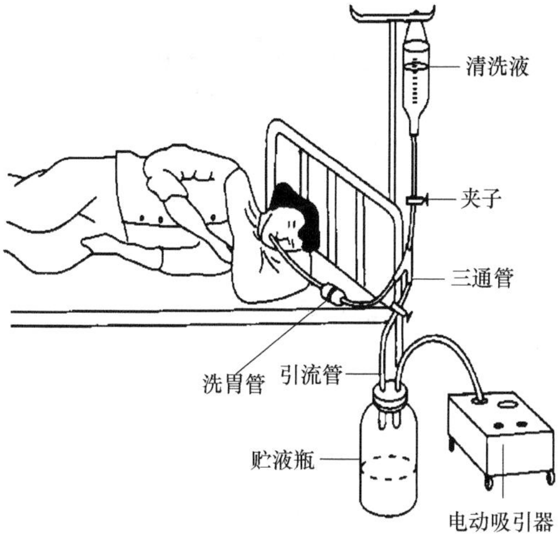

图 10-13　电动洗胃机洗胃法

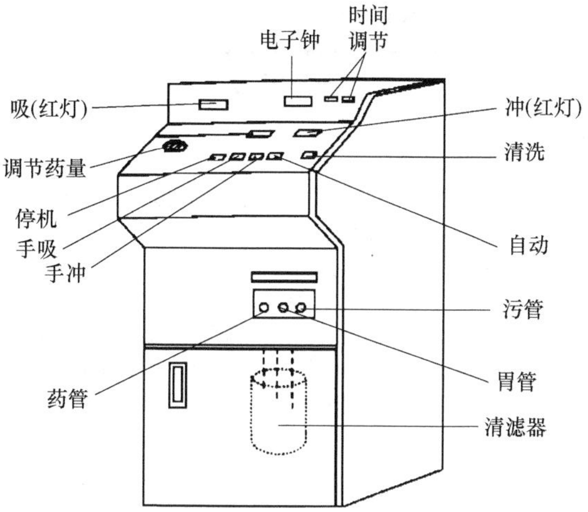

图 10-14　全自动洗胃机

4．洗胃过程中随时观察患者情况，并在洗胃并发症发生时及时做好相应的急救措施，并做好记录。

5．注意患者的心理状态、合作程度及对康复的信心。

6．洗胃后注意患者胃内毒物清除状况，中毒症状有无得到缓解或控制。

第三节　人工呼吸器

人工呼吸器是进行人工呼吸最有效的方法之一，可通过人工或机械装置产生气流，对无呼吸患者进行强迫通气，对通气障碍的患者进行辅助呼吸，以达到增加通气量，改善换气功能，减轻呼吸肌做功的目的，常用于各种原因所致的呼吸停止或呼吸衰竭的抢救及麻醉期间的呼吸管理。

【目的】

1．维持和增加机体通气量。

2．纠正威胁生命的低氧血症。

【操作前准备】

1．评估患者并解释　评估患者的年龄、病情、体重、病情、意识状态及治疗等情况；患者的呼吸状况（频率、节律、深浅度）、呼吸道是否通畅，有无活动义齿等；心理状态与合作程度，如患者有无鼻饲的经历，是否紧张，是否了解插管的目的及是否愿意配合插管等。向患者及其家属解释使用人工呼吸器的目的、方法、注意事项及配合要点。

2．患者准备　了解人工呼吸器使用的目的、方法、注意事项及配合要点。患者去枕仰卧，头后仰，如有活动义齿应取下；解开领扣及腰带；保持呼吸道通畅。

3．环境准备　整洁、安静、安全。

4．护士准备　着装整洁，洗手、戴口罩。

5．用物准备　简易呼吸囊（呼吸囊、氧气储气袋、面罩、氧气连接管），氧气装置，人工呼吸机。

【操作步骤】

步骤	要点与说明
▲简易呼吸器	
1. 呼吸囊性能检测	
（1）呼出瓣功能：瓣膜完整性、弹性密合性好，以保证气体无重复吸入和瓣膜无闭塞	
（2）面罩：充盈度适当（约 2/3）	
（3）球囊功能：弹性好，进气阀完好，无漏气	·呼吸囊功能良好，辅助呼吸更有效
（4）压力限制阀功能：打开压力限制阀的盖子，闭塞患者接口端和压力监测端，挤压球囊，当压力接近 45cmHg 时，气体从压力限制阀泄漏	
（5）储氧装置完整	
（6）连接各配件，接上氧气 10L/min	
2. 核对：核对患者的姓名、床号	·确认患者
3. 开放气道：协助患者采用适当体位	
（1）抢救者站于患者头顶处	
（2）患者头后仰，托起下颌	
4. 扣紧面罩：面罩紧扣口、鼻部。抢救者用一手的中指、环指、小指置于患者的下颌部保持患者张口，示指、拇指置于面罩上，按紧不漏气，并保持气道通畅，必要时插入口咽通气管，另一手挤压球囊	·不漏气
5. 挤压呼吸囊	
（1）有节律，一次挤压可有 500～1000ml 空气进入肺内；吸气相用时超过 1 秒，1L 球囊挤压 1/2～2/3，2L 球囊挤压 1/3	·有自主呼吸的患者在患者吸气时挤压皮囊 ·挤压球囊使氧气通过送气活瓣进入患者肺部，放松时，肺部气体随呼气活瓣排出
（2）频率保持在 16～20 次 / 分	
6. 评估观察患者胸廓运动、皮肤颜色、氧饱和度读数、腹部有无膨隆及生命体征，听诊呼吸音	·自主呼吸一时难以恢复，通知麻醉科做气管插管准备
▲人工呼吸机	·适用于危重患者，需长期呼吸支持者
1. 待机连接呼吸机管道，开机，调节呼吸机各项参数	·患者取半卧位，床头抬高 30°
2. 患者准备	
3. 呼吸机管道与患者气道紧密相连	
（1）面罩法：面罩盖住患者口、鼻后与呼吸机连接	·适用于神志清楚、能合作并间断使用呼吸机的患者
（2）气管插管法：气管插管与呼吸机连接	·适用于神志不清、呼吸衰竭的患者
（3）气管切开法：气管切开套管与呼吸机连接	·适用于长期使用呼吸机的患者
4. 观察病情及呼吸机运行情况，呼吸机工作 30 分钟后查动脉血气分析	·观察通气量是否合适，胸部是否随机械呼吸而起伏，两侧胸廓运动是否对称，双肺有无闻及对称的呼吸音；注意呼吸机工作是否正常，有无漏气，管路连接处有无脱落；观察神志、脉搏、呼吸、血压等变化，定期进行血气分析和电解质测定
5. 根据需要调节呼吸机各参数	·观察各参数是否符合病情需要。通气量不足：患者可出现烦躁不安、多汗、皮肤潮红、血压升高、脉搏加速；通气过度：患者可出现昏迷、抽搐等碱中毒症状；通气量适宜：患者安静，呼吸合拍，血压、脉搏正常
6. 湿化、吸痰。采用加温湿化器将水加温后产生蒸汽，混进吸入气体，同时起到加温加湿作用	·呼吸机加温湿化器温度设定在 37～39℃ ·充分湿化呼吸道，防止患者气道干燥，分泌物堵塞，诱发肺部感染；鼓励患者咳嗽，深呼吸、翻身、扣背，促进痰液排出，必要时吸痰；湿化罐内放蒸馏水，以减少杂质

续表

步骤	要点与说明
7. 呼吸器记录	·患者反应、呼吸机参数、生命体征及特殊处理
8. 呼吸机撤离。根据医嘱执行，分离面罩或拔出气管插管	·指征：神志清楚，呼吸困难的症状消失，缺氧完全纠正。血气分析基本正常；心功能良好，生命体征稳定，无严重心律紊乱，无威胁生命的并发症
9. 整理用物，做好呼吸机保养，用物消毒	

【注意事项】

1. 向清醒的患者和家属介绍呼吸机使用的目的、方法和重要性，解除恐惧、焦虑心理。
2. 告知呼吸机报警出现的原因，避免增加患者和家属的紧张与不安。
3. 做好卫生宣教工作，保持室内环境卫生。

临床模拟情境讨论　患者，叶某，男，55 岁。近 1 个月常觉疲劳，胸闷，心前区疼痛，但都因工作繁忙未就医，下午因异常胸闷，心前区疼痛 30 分钟后来院就诊。

情境 1：下午患者在家属及门诊护士的陪同下进入病区，病区的责任护士接待了患者，并将患者安置在病床休息，随后进行病情询问和身体评估，在此过程中，突发患者呼之不应，刘护士检查发现，患者意识丧失，大动脉搏动消失，呼吸停止，听诊未闻及心音。

讨论题：

1. 如果你是责任护士，你认为患者发生了什么情况？（请结合冠状动脉粥样硬化性心脏病而导致的心搏骤停判断标准进行讨论）

2. 如果你是责任护士，应如何实施急救处理？（请结合基础生命支持技术：实施心肺复苏进行讨论）

第11章 各种给药法

临床模拟情境病案导入　患者，汪某，男，62岁，退休工人，初中文化，身高170cm，体重55kg。2007年8月因无明显诱因出现口干乏力，烦渴多饮，体重逐渐下降而来医院门诊就诊，经门诊初步检查诊断为2型糖尿病，收入院。

情境1：入院第2天，患者的各项实验室检查报告已有结果：空腹血糖15.55mmol/L，尿糖（++++）。医嘱：给予胰岛素12 U、8 U分别于每天早、晚餐前皮下注射。

讨论题：

1. 责任护士根据医嘱的药物种类及药量结合患者的体重与营养状况，应如何选择注射器及注射部位？每次注射时应注意哪些问题？（请结合皮下注射法的目的、护理评估、常用注射部位、实施步骤及注意事项进行讨论）

2. 根据该患者的具体情况，患者文化程度低，是初次诊断为糖尿病，并且是初次使用胰岛素，责任护士应如何对患者及其家属进行用药、饮食、运动、皮肤清洁等方面的健康教育？

情境2：入院第15天，责任护士巡视病房时，该患者诉左侧前臂疼痛，左手皮肤有轻度麻木感。

讨论题：责任护士根据患者的主诉，判断患者出现了什么问题？应采取什么措施？（请结合查阅糖尿病的并发症等文献资料进行讨论）

药物在预防、诊断、治疗疾病，减轻症状及维持人体正常生理功能中起着重要作用。给药即药物治疗是临床最常用的一种治疗方法。临床护理工作中，护士是各种药物治疗的实施者，为了保证安全、准确、合理、有效地给药，护士必须详尽了解药理学的相关知识，熟练掌握给药方法和技术，指导患者合理用药，使药物治疗得到最佳效果。

第一节　影响药物作用的因素

每种药物都有各自的药理作用及特点，同时，药物疗效也会受机体因素和药物因素的影响而出现不同程度的差异。护理人员应了解和掌握这些因素的作用规律，有助于采取恰当的护理措施，以防止和减少不良反应发生，使药物达到最佳治疗效果。

一、机 体 因 素

（一）生理因素

1．年龄与体重　根据《中华人民共和国药典》，14岁以下为儿童剂量，14～60岁为成人剂量，60岁以上为老年人剂量。因儿童各个器官和组织发育不完全，而老年人组织器官和功能出现生理性衰退。

儿童血 - 脑屏障发育不完善，对中枢兴奋药和抑制药非常敏感，如尼可刹米、氨茶碱、麻黄碱容易出现中枢兴奋而致惊厥；吗啡、哌替啶易出现抑制。儿童肝、肾功能发育不健全，药物代谢和排泄能力较弱，易造成毒性反应，如氨基糖苷类易致耳聋。儿童体液占体重比例大，对水、电解质调节能力差，应用利尿药容易出现水、电解质紊乱。

老年人肝、肾功能生理性减退，药物代谢和排泄相应减慢，对药物的耐受性降低，且常伴老年性疾病，对某些药物敏感性升高。

一般来说，在允许范围内，药物用量与体重成正比。

2. 性别　男女性别不同一般对药物反应无明显差异，但用药时注意“三期”，即月经期、妊娠期和哺乳期。哺乳期，某些药物可进入乳汁。月经期和妊娠期的子宫对泻药、宫缩药较敏感，容易造成痛经、月经过多、流产、早产。妊娠期，一些药物可通过胎盘进入胎儿体内，影响胎儿生长发育，严重者可致畸（表 11-1）。

表 11-1　肯定有致畸作用的药物

药物	致畸表现
氯霉素	再生障碍性贫血、灰婴综合征
四环素	早期：手指畸形、先天性白内障、骨发育不良
	晚期：黄齿、珐琅质形成不全
卡那霉素	听力丧失
苯妥因钠	唇裂及腭裂
放射性碘	先天性甲状腺肿大、甲状腺功能减退
可的松	腭裂
维生素 A	泌尿道畸形、骨骼异常
抗甲状腺素	甲状腺功能减退
甲氨蝶呤	脑积水、无脑儿、腭裂
乙醇	异常面容，肢体、心脏畸形
己烯雌酚	性别异化、男性睾丸发育不全、女性青春期阴道癌
甲睾酮	女性男性化
沙利度胺	海豹肢畸形

3. 营养状况　营养状况也能影响药物作用，营养不良者，对药物较为敏感，对药物毒性反应耐受性也相对较差。

（二）病理状态

疾病可影响机体对药物的敏感性，也可改变药物的体内过程。肝、肾功能是影响药物作用的重要因素。治疗量的强心苷类药不引起正常人心排血量增加，而对心力衰竭患者则会明显增加。又如解热镇痛药对正常人无降温作用，而对发热者会有解热作用。

肝脏是机体进行解毒和药物代谢的重要器官。肝功能不全者，药物的吸收、分布、代谢和排泄等均受不同程度的影响，主要表现在：首过效应降低，经肝药物代谢减慢，药物与血浆蛋白结合减少，可使药物药理效应和不良反应增强，甚至蓄积中毒。常见引起肝毒性药物有：①解热镇痛药，如水杨酸类；②抗癫痫药，如苯妥英钠、卡马西平；③抗精神失常药，如氯丙嗪；④抗结核药，如异烟肼；⑤激素类药，如苯丙酸诺龙；⑥抗生素等。当肾功能减退时，经肾排泄的药物消除减慢，药物半衰期延长，使药物作用增强，甚至产生毒性反应。另外，肾功能不全者伴有低蛋白血症，弱酸性药物与血浆蛋白结合率降低，游离药物浓度增加，血药浓度增加，不良反应增加。常见引起肾毒性药物有磺胺类药、氨基糖苷类药、解热镇痛类抗炎药和四环素类抗生素等。

（三）心理行为因素

心理行为因素在一定程度上影响药物的效应，尤其是患者的精神状态、对药物的信赖程度及医务人员的言行举止等。乐观、愉悦的情绪，对药物有较高的信赖程度，同时医务人员从社会和心理角度满足患者心理需求，重视语言沟通技巧，这些都会增强药效。

二、药 物 因 素

（一）药物剂量

剂量与效应存在规律关系，药物必须达到一定剂量才能产生效应，在一定范围内剂量增加效应也随之增加。但效应的增强是有限度的。临床上规定的治疗量或有效量，是指能对机体产生明显效应而不引起毒性反应的剂量，也是适用于大多数人使用的常用量。若药物超过有效量，则引起毒性反应。

（二）药物剂型

不同剂型药物的吸收量与速度不同，从而影响药物作用的快慢与强弱。在注射剂中，水溶液比混悬液、油剂吸收快；在口服制剂中，溶液比片剂、胶囊易吸收。

（三）给药途径与时间

不同的给药途径影响药物的吸收、分布及生物利用度，从而影响药物效应的强弱。给药途径有注射给药、消化道给药、呼吸道吸入给药、皮肤黏膜给药。除静脉动脉给药直接进入血液循环外，其他给药途径均有一个吸收过程，吸收顺序由快到慢依次为：吸入＞舌下含服＞直肠＞肌内注射＞皮下注射＞口服＞皮肤。不同给药途径可使药物作用产生质的差别。如口服硫酸镁有利胆和导泻作用，而注射给药则产生镇静、降压和减痉作用。

给药间隔应以药物的半衰期作为参考依据，以维持有效的血药浓度为最佳选择，尤其是抗生素类药物。若肝、肾功能不全者，应适当调整给药间隔时间，间隔长可致血药浓度波动大，间隔短则易导致毒素蓄积。激素类如甲状腺素片需每天清晨口服，镇静安眠药最好临睡前服用。

（四）联合用药

联合用药是指为发挥药物的协同或拮抗作用而采取的两种或两种以上同时或先后用药。临床上联合用药的目的是协同作用增加药物疗效，拮抗作用避免或减轻药物不良反应。如异烟肼和乙胺丁醇合用可增强抗结核作用，乙胺丁醇还可以延缓异烟肼耐药性的产生。同时不合理的用药会降低疗效，加大毒性，如阿米卡星、链霉素配伍可致肾功能损害、神经性耳聋等；阿司匹林与糖皮质激素合用可加剧胃肠道出血。

三、饮 食 因 素

饮食能降低药物吸收，使疗效降低。如服铁剂时不能与茶水、高脂肪饮食同时服用。茶叶中的鞣酸与铁形成铁盐妨碍吸收，脂肪抑制胃酸分泌，也影响铁吸收。菠菜中含有大量草酸，与钙结合成草酸钙，影响钙吸收。饮食也能促进药物吸收，使疗效增强。高脂肪饮食可促进脂溶性维生素 A、维生素 D、维生素 E 的吸收，因而宜餐后服用。饮食可改变尿液 pH，影响疗效。牛奶、蔬菜、豆制品等碱性食物代谢形成碳酸氢盐，鱼、肉、蛋等酸性食物代谢产生酸性物质，排出时影响尿液 pH，而使药效发生变化。如氨苄西林、呋喃妥因在酸性尿液中杀菌力强，因此治疗泌尿系统感染时宜多吃荤菜；而应用氨基糖苷类、头孢菌素类、磺胺类药时，宜多吃素菜，碱化尿液，增强抗菌效力。

第二节　口服给药法

口服给药法是临床最常用的给药方法，方便、经济且相对安全，经胃肠道黏膜吸收进入血液循环，发挥局部或全身治疗作用。但是口服给药吸收慢且吸收率较低，产生疗效较慢，不适于急救、意识不清、频繁呕吐或禁食等患者。

【目的】

减轻症状，治疗疾病，协助诊断，预防疾病。

【操作前准备】

1．评估患者并解释

（1）评估患者能否自理服药，包括年龄、意识状态及活动能力等。

（2）评估患者吞咽能力，有无口腔或食管疾病以及是否有恶心、呕吐，程度如何等。

（3）评估患者是否合作服药，有无不遵医行为。

（4）评估患者是否具备所服药物相关知识。

（5）向患者解释用药的目的及注意事项。

2．患者准备　了解用药的目的及注意事项。

3．环境准备　清洁、安静、光线明亮、停止打扫。

4．护士准备　着装整洁，洗手、戴口罩，修剪指甲。

5．用物准备　药盘、药杯、量杯、药匙、滴管、研钵、水壶、吸水管、药卡和发药车等。

【操作步骤】

步骤	要点与说明
▲备药	
1．打印本病区口服药卡	·注意不漏打
2．根据口服药卡查看药柜内药物是否齐全	·及时添加药柜内药物
3．衣帽整洁，洗手、戴口罩，修剪指甲，取药盘等物品放于适宜位置	·便于操作
4．按床号将每位患者的药卡插入药盘内，放好药杯	
5．根据不同药物剂型采用不同取药方法	·一位患者的药摆好后再摆另一位患者的药 ·先备固体药，再配液体药（水剂或油剂）
◆固体药（片剂，胶囊）	·严格执行查对制度
用药匙取药，一手拿药瓶，标签朝自己，核对；另一手拿药匙取出所需药量，放入药杯时再核对，药瓶放回药柜时第三次核对	·不同固体药放入同一药杯内 ·单一剂量包装药品，在发药给患者时拆开包装
◆液体药	
1．检查药物性质	·若有变质，应立即更换
2．将药液摇匀	·避免药液内溶质沉淀，影响给药浓度
3．打开瓶盖，将瓶盖内面朝上放置	·保持瓶盖内面清洁

续表

步骤	要点与说明
4. 用量杯量取，一手持量杯，拇指置于所需刻度，举起量杯，使所需刻度和视线平齐；另一手将药瓶标签一面朝上，倒药液至所需刻度处（图 11-1）	·量杯刻度与视线同高，保证药量准确 ·标签朝上，防止沾污标签
5. 药液不足 1ml 或为油剂，药杯内先倒入少许温开水，用滴管吸取所需药量，滴管尖与药液水平面呈 45° 滴入药杯内	·以免药液黏附杯壁，影响剂量 ·1ml 以 15 滴计算，若药液不宜稀释时，可滴于饼干等食物上，注意配伍禁忌
6. 药液滴入药杯	
7. 更换药液品种，洗净量杯	·避免发生化学反应 ·不同药液应倒入不同的药杯中
▲发药	
1. 衣帽整洁，洗手，携温开水，药盘置治疗车上，送药至患者床前	·按时发药 ·发药前评估患者
2. 核对患者的床号、姓名及药名、浓度、剂量、质量、方法和时间	·应使用两种身份识别，床号和姓名，病情允许时须让患者说出全名 ·发药时一位患者的药全部发好后再发另一位患者的药 ·患者不在病房或因故暂不可服药，带回保管，适时再发。必要时床头悬挂温馨提醒牌，做好交班
3. 药物宣教，协助服药，视患者服下方可离开	·取得合作，建立安全感
4. 协助患者取舒适卧位，整理床单位	
▲发药完毕	
1. 推车至治疗室，整理药盘及治疗车，物归原位	
2. 洗手	
3. 再次核对药盘剩余药	
4. 必要时记录	·观察疗效 ·若有异常，及时与医生联系

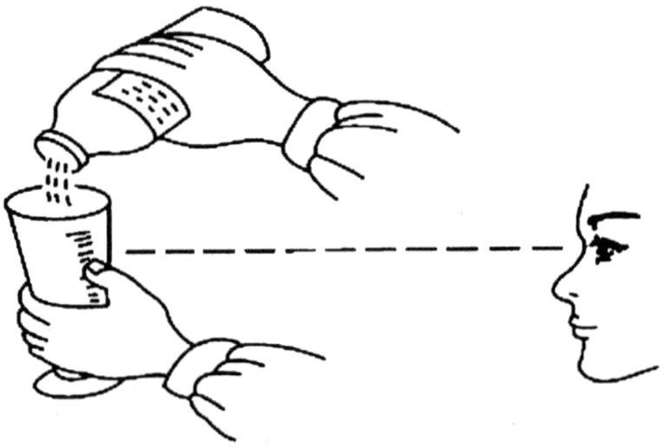

图 11-1　倒药液

【注意事项】

1．摆放药时，一位患者的药摆放好后再摆放另一位患者的药，发药时一位患者的药全部发好后再发另一位患者的药。

2．发药前需请另一名护士核对，确保准确无误。发药时先与药卡核对，发好之后需再次核对并在药卡上签名（有些医院药盘备有每位患者的药卡）。

3．发药前先评估患者。有特殊检查、手术者，暂不发药；患者不在病房，应将药带回保管，适时再发，必要时床头悬挂温馨提醒牌。若班内未完成，应做好交班。

4．若患者提出疑问，需重新核对，确认无误后，给予解释，再给患者服下。

【健康教育】

1．服用强心苷类药物时应加强对心率、节律的监测，脉搏＜60 次 / 分，或节律不齐时，暂停服药并告知医生。

2．抗生素及激素类药物需在血液内保持有效浓度，应按时服药。

3．某些磺胺类药物经肾排出，尿少易析出结晶堵塞肾小管，服后宜多饮水。

4．若同时服用多种药物，对呼吸道黏膜有安抚作用的药物应最后服用，且服后不宜立即饮水。

5．健胃药宜在饭前服用，助消化药及对胃黏膜有刺激的药物宜在饭后服用。

6．对牙齿有腐蚀作用的药物如酸类和铁剂，可用吸水管吸服并服后漱口，以免药物与牙齿直接接触。

第三节　注射给药法

注射给药法是将一定量的无菌药液或生物制剂注入人体内的方法。通过此法使其达到预防、诊断或治疗的目的。注射给药的优点是药物吸收快，血药浓度迅速升高，适用于因各种原因不宜口服给药的患者或需要药物迅速发生作用者。但是注射给药是一项侵入性操作，会给组织带来一定的损伤，甚至有引起感染的危险，因此护士必须遵守注射原则与操作流程。注射给药法包括皮内注射、皮下注射、肌内注射和静脉注射。

一、注 射 原 则

在注射给药的过程中，护士必须遵守以下原则。

（一）遵守无菌原则

1．环境必须符合无菌操作要求。

2．注射前必须洗手、戴口罩，保持衣帽整洁。

3．注射器的活塞、内壁、针头与针梗部分必须保持无菌。

4．注射部位进行皮肤消毒，使其保持无菌。

皮肤常规消毒方法：先用无菌棉签蘸取 2% 碘酊，以注射点为中心，由里向外螺旋式旋转涂擦，直径达 5cm 以上，待干后，用 75% 乙醇棉签以同法进行脱碘，乙醇挥发后方可注射。或选用 0.5% 碘伏以同法消毒两遍，待干后注射，无须脱碘。

5．药物需现配现用，以防药效下降或被污染。药液抽取后放于无菌盘内待用。

（二）执行查对制度

1．严格执行“三查八对”制度。

2．仔细检查药液的质量，如发现药液变色、沉淀、浑浊、过期或安瓿有裂痕、密闭瓶盖有松动等情况不得使用此药物。

3．操作前要检查患者的床号、姓名、药物名称、剂量、注射方法等是否与医嘱相符，若有疑问需要查清后执行。

4．如需多种药物注射时要注意药物的配伍禁忌，查实后方可进行。

（三）严格执行消毒隔离制度

注射时要做到一人一注射器，一人一止血带，一人一垫枕。所有用物须按消毒隔离制度处理。一次性注射用物应按规定进行处理，不可随意丢弃。针头分离后放置于锐器盒内按损伤性废弃物处理。其他物品按感染性废弃物处理。

（四）选择合适的注射器和针头

注射器和针头主要是根据药液量、黏稠度和刺激性强弱进行选择。注射器应完整无损、不漏气；针头应锐利、无钩、不弯曲、型号合适；注射器与针头衔接紧密。使用一次性注射器前必须检查其包装密封，并在有效期内。

（五）选择合适的注射部位

注射时应避开神经和血管（除静脉注射外）及骨隆突处。不可在有炎症、硬结、瘢痕及患有皮肤病的地方选择进针。对于需要长期注射的患者，要经常更换注射部位，静脉注射时应有计划地选择血管位置，从远心端到近心端。

（六）排尽空气

注射前，必须排尽注射器内的空气，尤其是静脉注射时，以防气体进入血管形成空气栓塞。排气时，尽量减少药液的浪费。

（七）检查回血

进针后，先抽动注射器的活塞，检查有无回血（皮内注射、皮下注射和肌内注射时如见回血，必须拔出针头重新进针），无回血时方可注射，不可将药物注入血管内。静脉注射需见回血方可注入药液。

（八）掌握无痛技术

1．做好解释工作，解除患者的思想顾虑，与患者交谈分散其注意力，取合适的体位，放松肌肉，利于进针。

2．注射时做到“二快一慢”：绷紧皮肤，进针和拔针速度要快，减少对肌肉的牵拉，进针后保持针头固定不动，推药速度慢且要均匀。

3．注射刺激性强的药液，宜选用细长的针头，进针要深。如需要同时注射多种药物时，一般先注射刺激性弱的药液，再注射刺激性强的药液。

二、注射用物

1．注射盘　常规放置下列物品：0.5% 碘伏棉签、砂轮、弯盘、无菌干棉签、启瓶器、无菌镊子泡于盛有消毒液的瓶内或灭菌干罐内，急救药物（如肾上腺素等）。

2．注射器和针头（图 11-2）

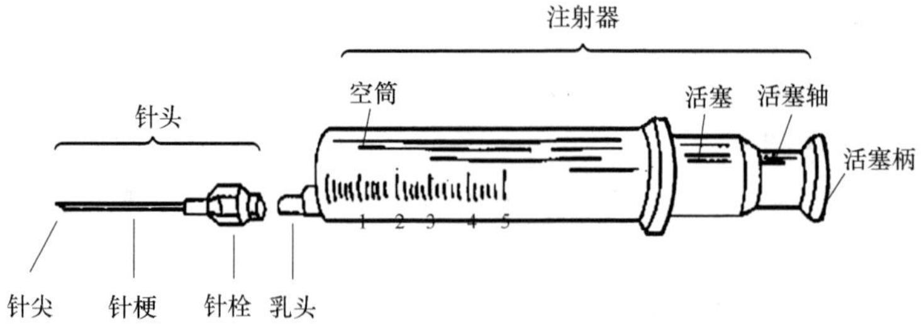

图 11-2　注射器及针头的构造

（1）注射器：由空筒和活塞组成。空筒前端为乳头，空筒上标有刻度，活塞后部为活塞轴、活塞柄。注射器的规格及用途，见表 11-2。

表 11-2　注射器的规格和针头型号及主要用途

注射器的规格	针头型号	主要用途
1ml	$4_{1/2}$ 号	皮内注射，注射小剂量药液
1ml、2ml	5～6 号	皮下注射
2ml、5ml	6～7 号	肌内注射、静脉采血
5ml、10ml、20ml、30ml、50ml、100ml	6～9 号	静脉注射、静脉采血

（2）针头：由针尖、针梗和针栓组成。

3．注射药液　按医嘱准备。

4．注射依据　医嘱单或注射单。

三、常用注射法

（一）皮内注射法

皮内注射法是将少量药液或生物制品注射于表皮与真皮之间的一种注射方法。

【目的】

1．各种药物过敏试验，以观察有无过敏反应。

2．预防接种（如接种卡介苗）。

3．局部麻醉的先行步骤。

【操作前准备】

1．评估患者并解释

（1）评估患者病情、治疗情况及有无药物过敏史。

（2）评估患者意识状态、心理状态及合作程度。

（3）评估患者注射部位的皮肤状况。

（4）向患者及其家属解释皮内注射的目的、方法、注意事项及配合要点。

2．患者准备　患者理解目的，愿意接受和配合；患者获得预防药物过敏的一般知识。

3．环境准备　停止打扫，保证环境清洁。

4．护士准备　着装整洁，修剪指甲，洗手、戴口罩，态度和蔼。

5．用物准备　注射盘内加无菌 1ml 注射器、$4_{1/2}$ 号针头、消毒药棉、注射卡及药液。如为药物过敏试验，需另备 0.1% 盐酸肾上腺素。

6．常用注射部位

（1）皮内试验：取前臂掌侧下段，因该处皮肤较薄，易于注射，且此处皮色较淡，如有局部反应易于辨认。

（2）预防接种：常选用上臂三角肌下缘。

（3）局部麻醉：实施局部麻醉处。

【操作步骤】

步骤	要点与说明
1. 洗手、戴口罩，按医嘱备好药液，放入无菌注射盘内	·认真执行查对制度和无菌技术，避免差错事故的发生
2. 核对、解释：备齐用物携至患者床边，核对患者的床号、姓名，解释	·确认患者 ·做皮试前，详细询问有无过敏史
3. 选择合适的部位	
4. 皮肤准备：用70%乙醇消毒皮肤，待干	·忌用碘酊、碘伏消毒，以免影响对局部反应的观察
5. 再次核对、排气：排尽空气	
6. 进针手法：左手绷紧前臂掌侧皮肤，右手平执式持注射器（图11-3），针头斜面向上，与皮肤呈5°刺入皮内（图11-4）	·绷紧皮肤使进针更容易且减轻不适 ·进针角度不能过大，否则会刺入皮下
7. 注射药液：待针头斜面全部进入皮内后，放平注射器，固定针栓，注入药液0.1ml，使局部形成一圆形隆起的皮丘，皮肤变白，毛孔变大（图11-5）	·若需做对照试验，则用另一注射器及针头，在另一前臂相应部位注入0.1ml生理盐水 ·注药液过程中观察患者的表情及反应
8. 拔针：注射毕，迅速拔出针头，切勿按压针眼	·嘱患者勿按揉局部，以免影响结果的观察，15～20分钟后观察局部反应，做出判断
9. 再次核对	·操作后查对
10. 安置患者：协助患者取舒适的卧位，整理床单位	·告知患者勿离开病房，如有不适立即通知护理人员，以便及时处理
11. 操作后处理：整理用物、洗手	·清理用物，归还原处 ·用物到规定地方进行分类处理，针头须用利器盒处理，针筒须毁形
12. 观察结果并记录	·过敏试验需两人查看结果 ·将过敏试验结果记录在病历上，阳性用红笔标记“+”，阴性用蓝色笔标记“-”，观察，护士双人签名

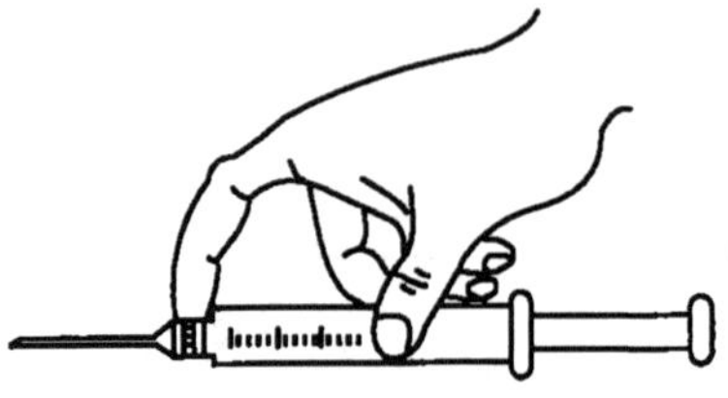

图11-3 平执式持注射器

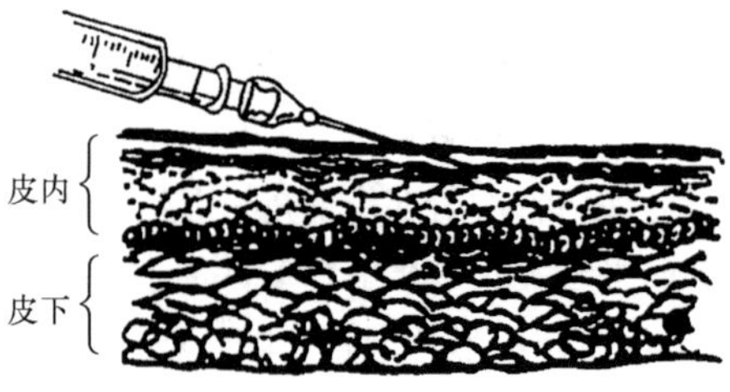

图11-4 皮内注射针头进针深度示意图

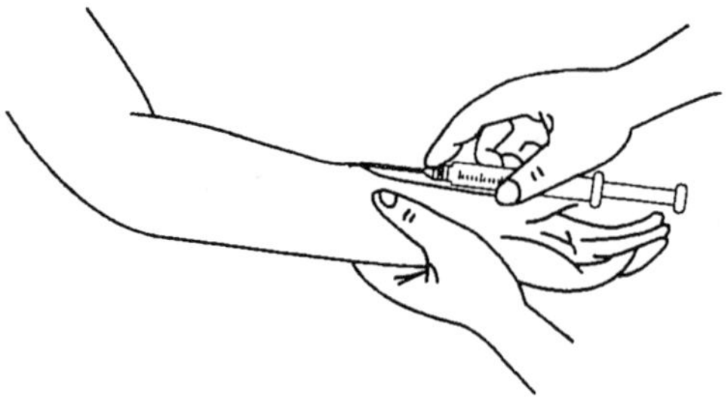

图11-5 皮内注射

【注意事项】

1. 严格执行查对制度和无菌操作原则。

2. 做皮试前，详细询问用药史、过敏史，如患者对需要注射的药物有过敏史，则不可做皮试，应与医生联系，更换其他药物。

3. 忌用碘酊、碘伏消毒，避免按揉局部，进针勿过深，以免影响对结果的观察。

4. 在为患者做药敏试验前，要备好急救药品，以防发生意外。

5. 正确判断皮试结果，如为阳性，告知患者或家属，不能使用该种药物，并记录在病历上。

【健康教育】

1. 给患者做药敏试验后，嘱患者勿离开注射室，20 分钟后观察结果。同时告知患者，如有不适立即通知护士，以便及时处理。

2. 注射后指导患者忽按压局部，以免影响结果的观察。

（二）皮下注射法

皮下注射法是将少量药液或生物制剂注入皮下组织的一种注射方法。

【目的】

1. 不能经口服用的药物，要求在一定时间内发生疗效。
2. 预防接种。
3. 局部麻醉用药。

【操作前准备】

1. 评估患者并解释

（1）评估患者病情及治疗情况。

（2）评估患者意识状态、肢体活动能力，对给药计划的了解、认识程度及合作程度。

（3）评估患者注射部位的皮肤及皮下组织状况。

（4）向患者及其家属解释皮下注射的目的、方法、注意事项及配合要点。

2. 患者准备　患者理解目的，愿意接受和配合；准备好体位。

3. 环境准备　停止打扫，保证环境清洁。

4. 护士准备　着装整洁，修剪指甲，洗手、戴口罩，态度和蔼。

5. 用物准备　注射盘内加无菌 1～2ml 注射器，5～6 号针头、消毒药棉、注射卡及药液等。

6. 环境准备　停止打扫，保证环境清洁。

7. 常用注射部位　上臂三角肌下缘、上臂外侧、腹部、后背、大腿前侧和外侧（图 11-6）。

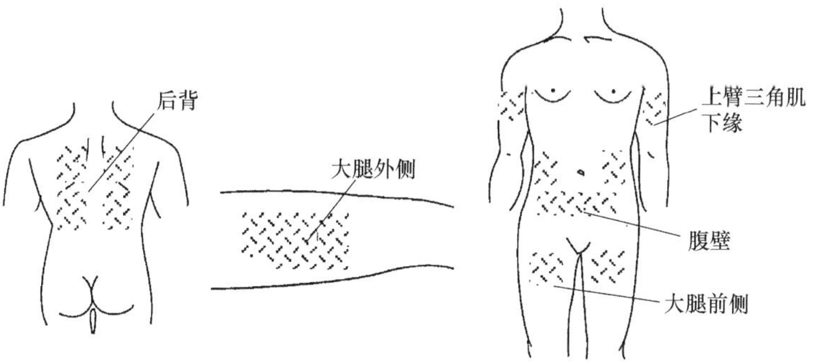

图 11-6　常用皮下注射部位

【操作步骤】

步骤	要点与说明
1. 洗手、戴口罩，按医嘱备好药液，放入无菌注射盘内	·认真执行查对制度和无菌技术，避免差错事故的发生
2. 核对、解释：备齐用物携至患者床边，核对患者床号、姓名，解释	·确认患者 ·详细询问用药史、过敏史

续表

步骤	要点与说明
3. 选择合适的部位	
4. 皮肤准备：碘伏进行皮肤消毒，待干	·符合无菌技术原则，不污染
5. 再次核对、排气：排尽空气	·操作中加强与患者的沟通，发现不适及时处理
6. 进针手法：左手绷紧局部皮肤，右手持注射器，示指固定针栓，针头与皮肤呈30°～40°（图11-7），迅速刺入皮下	·进针不宜过深以免刺入肌层，过瘦者可捏起注射部位 ·一般将针梗的1/2～2/3刺入皮下，勿全部刺入以免不慎断针增加处理的难度
7. 注射药液：松开左手，固定针栓，抽吸无回血后，即可推药	·确保针头未入血管内 ·注药速度宜缓慢、均匀，以减轻患者的疼痛
8. 拔针：注射毕，用干棉签轻压针刺处，快速拔针	·压迫至不出血为止
9. 再次核对	·操作后查对
10. 安置患者：协助患者取舒适的卧位，整理床单位	
11. 操作后处理：整理用物、洗手、做好记录	·清点用物，归还原处 ·用物到规定地方进行分类处理，针头须用利器盒处理，针筒须毁形

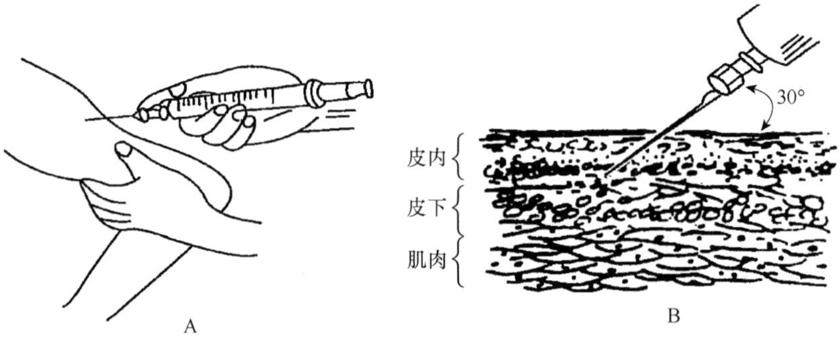

图 11-7　皮下注射

A．绷紧皮肤注射；B．皮下注射进针角度

【注意事项】

1．严格执行查对制度和无菌操作原则。

2．尽量避免应用对皮肤有刺激作用的药液做皮下注射。

3．护士在注射前详细询问患者的用药史。

4．对需经常注射的患者，应更换注射部位，建立轮流交替注射部位的计划，以增加药液吸收。

5．针头刺入角度不宜超过45°，以免刺入肌肉层。注射药液少于1ml时，必须用1ml注射器抽吸药液，以保证剂量准确。

【健康教育】

对长期自行皮下注射的患者，如胰岛素注射，应让患者建立轮流交替注射部位的计划，经常更换注射部位，以促进药物的充分吸收。

（三）肌内注射法

肌内注射法是将一定量药液注入肌肉组织的方法。人体的肌肉组织有着丰富的毛细血管网，药液到达肌肉组织后，可通过这些毛细血管壁进入血液循环，起到全身治疗作用。由于毛细血管壁是多孔的类脂质膜，药物的渗透速度比其他的生物膜快，故吸收比较迅速。

【目的】

1. 需达到药效和不能或不宜经口服给药时采用。
2. 注射刺激性较强或药量较大的药物。
3. 不能或不宜做静脉注射，要求比皮下注射更迅速发生疗效者。

【部位及定位】

肌内注射一般选择肌肉丰富，离大神经、大血管较远的部位。其中以臀大肌为最常用，其次为臀中肌、臀小肌、股外侧及上臂三角肌。必要时可选用大腿外侧肌群和胸大肌。

1. 臀大肌注射定位法　臀大肌起自髂后上棘与尾骨尖之间，肌纤维平行向外下方，止于股骨上部。坐骨神经起自骶丛神经，自梨状肌下孔出骨盆至臀部，在臀大肌的深部，约坐骨结节与大转子之间中点处下降至股部，其体表投影为自大转子尖至坐骨结节中点。注射时注意避免损伤坐骨神经，2 岁以下的婴幼儿不宜选用臀大肌注射，因其臀大肌尚未发育好。定位方法有以下两种。

（1）“十”字法：以臀裂顶点向左或右画一水平线，然后从髂嵴最高点上做一垂直平分线，将臀部分为 4 个象限，其外上象限为注射区，注意避开内角（图 11-8A）。

（2）连线法：髂前上棘与尾骨连线的外上 1/3 处为注射部位（图 11-8B）。

2. 臀中肌、臀小肌注射定位法　该处的神经、血管比较少，不容易损伤，而且脂肪组织也较薄，目前日趋广泛使用。定位方法有以下两种。

（1）构角法：以示指指尖和中指指尖分别置于髂前上棘和髂嵴下缘处，使髂嵴、示指、中指构成一个三角形，注射部位在示指与中指之间构成的角内（图 11-9）。

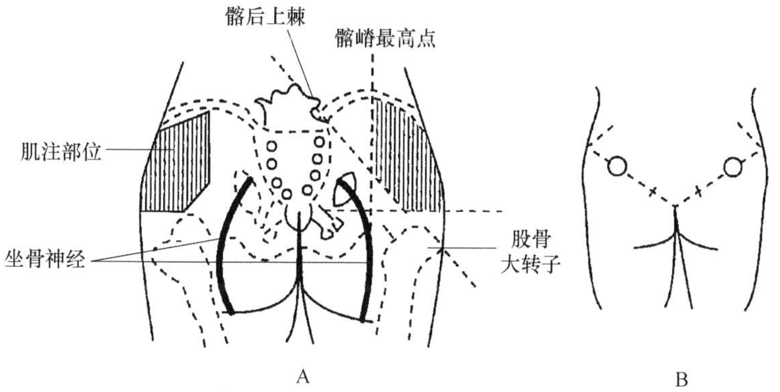

图 11-8　臀大肌注射定位法
A.“十”字法；B. 连线法

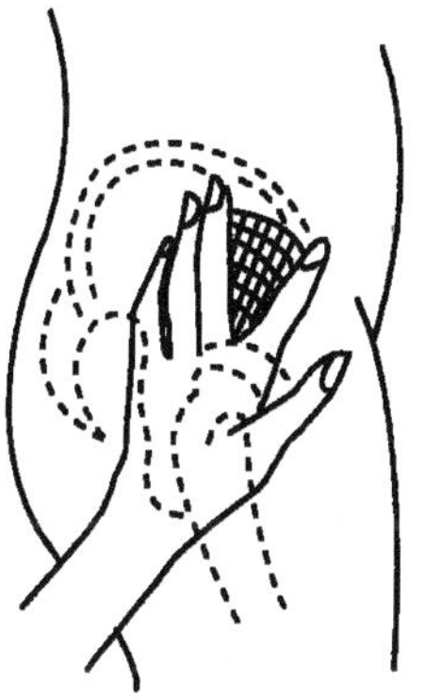

图 11-9　臀中肌、臀小肌注射定位法（构角法）

（2）三指法：髂前上棘外侧 3 横指处（以患者自己手指宽度为标准）。

3. 股外侧肌注射定位法　股外侧肌注射部位为大腿中段外侧，位于膝上 10cm 髋关节下

10cm处，宽约7.5cm。此区肌肉肥厚，发育较好，而大血管、神经干很少通过，部位较广，适用于多次注射或2岁以下的幼儿注射（图11-10）。

4．上臂三角肌注射定位法　上臂三角肌注射部位为上臂外侧，自肩峰下2～3横指处（图11-11）。此处肌肉分布较臀部少，只能作小剂量注射（不超过1ml）。

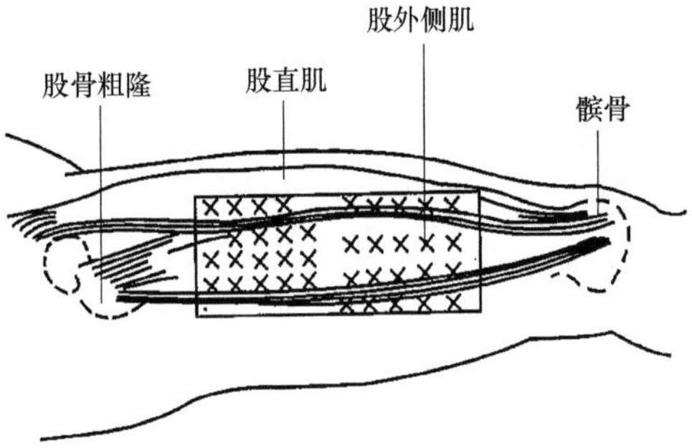

图11-10　股外侧肌注射定位法

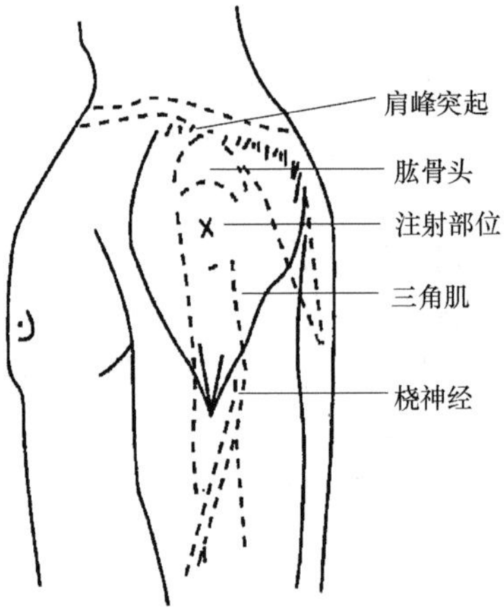

图11-11　上臂三角肌注射定位法

【操作前准备】

1．评估患者并解释

（1）评估患者的病情、注射原因和药物性质。

（2）评估患者注射部位的皮肤与肌肉情况。

（3）评估患者的基本情况，是瘦弱还是肥胖，是儿童还是老年人。

（4）评估患者的心理情况及配合程度。

（5）评估所有药物可能产生的疗效与不良反应。

（6）向患者解释肌内注射的目的和必要性，使之愿意接受和配合。

2．患者准备　嘱患者准备好体位。

（1）卧位

1）侧卧位：上腿伸直，下腿稍弯曲。

2）俯卧位：足尖相对，足跟分开。

3）仰卧位：主要用于危重症患者。注射时，嘱患者肌肉放松，勿紧张。

（2）坐位：位置稍高，重心移向对侧，放松局部肌肉。

3．环境准备　按无菌操作要求进行，同时保护患者隐私。

4．护士准备　着装整洁，修剪指甲，洗手、戴口罩。

5．用物准备　注射盘、无菌持物钳（存放于灭菌的干罐内或浸于消毒溶液容器内）、无菌棉签、0.5%碘伏、无菌治疗巾、药品、注射器及针头、弯盘、砂轮、开瓶器和注射卡。

【操作步骤】

步骤	要点与说明
1. 洗手、戴口罩，按医嘱备好药液，放于无菌注射盘内	·认真执行查对制度和无菌技术，避免差错事故的发生
2. 核对、解释：备齐用物携至患者床旁，核对患者床号、姓名，解释肌内注射的目的及配合方法	·确认患者，建立信任感与安全感，取得患者合作 ·详细询问用药史、过敏史 ·用屏风遮挡患者，保护隐私
3. 安置体位：协助患者取舒适体位，选择合适的注射部位	·臀大肌：俯卧位或侧卧位；臀中肌和臀小肌：俯卧位或侧卧位；股外侧肌：仰卧位或坐位；三角肌：坐位或卧位
4. 定位	·根据不同的部位选择注射区域 ·需长期肌内注射者，要有计划地更换注射部位
5. 皮肤准备：常规消毒皮肤，待干	·防止注射部位感染
6. 再次核对、排气：排尽空气，备干棉签夹于中指和环指指根处	·干棉签用于拔针时按压针眼
7. 进针手法：左手拇指和示指分开并绷紧局部皮肤，右手持注射器，如握毛笔姿势（图 11-12），以中指固定针栓，针头和皮肤呈 90°，用手臂带动腕部力量，将针头快速刺入肌肉内，一般进针 2.5～3cm（针梗的 2/3）（图 11-13）	·绷紧皮肤使进针更容易且减轻不适 ·勿将针梗全部刺入，以防针梗从根部衔接处折断，难以取出；一旦发生断针，嘱患者保持原体位，固定局部组织，用无菌血管钳夹出或请外科医生帮忙处理。 ·消瘦者及小儿应减少刺入的深度
8. 注射药液：松开左手，抽动活塞，如无回血，固定针头，缓缓注入药物，注射毕，以干棉签按压针眼，快速拔针（图 11-14），并继续按压片刻	·如有回血，立即拔针，局部按压，更换注射器、针头、药物。更换注射部位重新注射 ·注药液过程中观察患者的表情及反应
9. 再次核对	·操作后查对
10. 安置患者：协助患者取舒适的卧位，整理床单位	
11. 操作后处理：整理用物、洗手、做好记录	·多次肌内注射后局部出现硬结，可以采用热敷、理疗等方法 ·用物到规定地方进行分类处理，针头须用利器盒处理，针筒须毁形

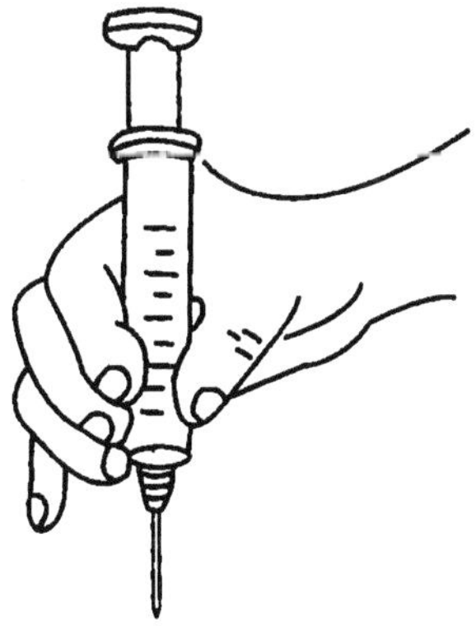

图 11-12　执笔式持注射器

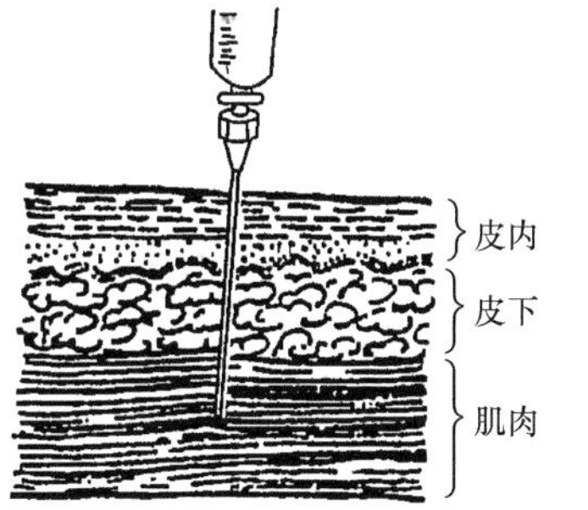

图 11-13　肌内注射的针头进针深度示意图

【注意事项】

1. 严格执行查对制度和无菌操作原则。
2. 两种药物同时注射时，注意配伍禁忌，选择不同部位注射。
3. 对 2 岁以下婴幼儿不宜选用臀大肌注射，因其在未能独立走路前，其臀部肌肉发育不

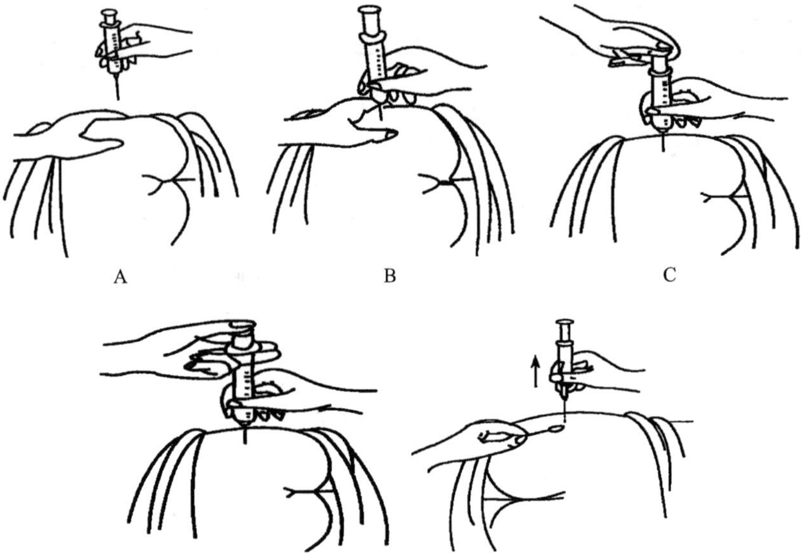

图 11-14　肌内注射

A．绷紧皮肤；B．进针；C．抽回血；D．推药；E．拔针

好，注射时有损伤坐骨神经的危险。可选用臀中肌、臀小肌或股外侧肌内注射。

4．进针后抽吸若见回血，应拔出少许或进针少许再试抽，要在无回血时方可推药。

5．对需长期注射者，应交替更换注射部位，并用细长针头，以避免或减少硬结的发生。

6．进针时切勿将针头全部刺入，以防针梗从根部衔接处折断，难以取出；若针头折断，应嘱患者保持原位不动，固定局部组织，以防断针移位，并尽快用无菌血管钳夹住断端取出；如断端全部埋入肌肉，则请外科医生处理。

7．选择合适的注射部位，防止损伤神经和血管，避开炎症、感染化脓、硬结、瘢痕及患皮肤病处。

8．根据药液的量、黏稠度和刺激性的强弱选择合适的注射器和针头。

【健康教育】

如因长期多次注射出现局部硬结时，教会患者热敷、理疗等处理方法。

第四节　雾化吸入法

雾化吸入法是应用雾化装置将药液分散成细小的雾滴，经鼻或口吸入呼吸道，以达到预防和治疗疾病的目的。吸入药物除了对呼吸道局部产生作用外，还可通过肺组织吸收而产生全身性疗效。雾化吸入用药具有奏效较快、药物用量较小、不良反应较轻的优点，临床应用广泛。常用的雾化吸入法有超声波雾化吸入法、氧气雾化吸入法、手压式雾化吸入器雾化吸入法和压缩雾化吸入法 4 种。

一、超声波雾化吸入法

超声波雾化吸入法是应用超声波声能将药液变成细微的气雾，再由呼吸道吸入的方法。其雾量大小可以调节，雾滴小而均匀，药液可随深而慢的吸气到达终末支气管和肺泡。

【目的】

1．湿化气道　常用于呼吸道湿化不足、痰液黏稠、气道不畅者，也可作为气管切开术后常规治疗手段。

2．控制呼吸道感染　消除炎症，减轻呼吸道黏膜水肿，稀释痰液，帮助祛痰。常用于咽喉炎、支气管扩张、肺炎、肺脓肿和肺结核等患者。

3．改善通气功能　解除支气管痉挛，保持呼吸道通畅。常用于支气管哮喘等患者。

4．预防呼吸道感染　常用于胸部手术前后的患者。

【操作前准备】

1．评估患者并解释

（1）评估患者的目前病情及治疗情况，用药史。

（2）评估呼吸道情况，如呼吸道是否感染、通畅，有无支气管痉挛、呼吸道黏膜水肿或痰液等。

（3）评估面部及口腔黏膜状况，如有无感染、溃疡。

（4）评估患者的意识状态、自理能力、心理状态及对雾化给药的了解和合作程度。

（5）向患者及其家属解释超声波雾化吸入的目的、方法、注意事项及配合要点。

2．患者准备　患者能理解超声波雾化吸入的目的，并积极配合。取舒适体位（卧位或坐位接受雾化治疗）。

3．环境准备　环境清洁、安静，光线、温湿度适宜。

4．护士准备　衣帽整洁，修剪指甲，洗手、戴口罩，熟悉药物的用法及药理作用，熟悉使用超声波雾化吸入器的方法，掌握沟通交流技巧。

5．用物准备

（1）超声波雾化吸入器 1 套（图 11-15）

1）构造：①超声波发生器。通电后可输出高频电能，其面板上有电源和雾量调节开关，指示灯及定时器。②水槽与晶体换能器。水槽盛冷蒸馏水，其底部有一个晶体换能器，接收发生器输出的高频电能，并将其转化为超声波声能。③雾化罐与透声膜。雾化罐盛药液，其底部是一半透明的透明膜，声能可透过此膜与罐内药液作用，产生雾滴喷出。④螺纹管和口含嘴（或面罩）。

2）作用原理：超声波发生器通电后输出的高频电能通过水槽底部晶体换能器转换为超声波

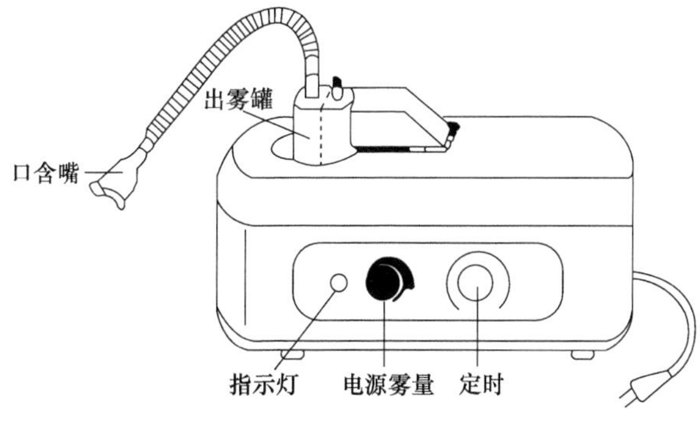

图 11-15　超声波雾化吸入器

电能，声能震动并透过雾化罐底部的透声膜作用于罐内的药液，使药液表面张力破坏而成为细微雾滴，通过导管在患者深吸气时进入呼吸道。

（2）水温计、弯盘、冷蒸馏水和生理盐水。

（3）按医嘱备药：常用药有以下 4 种。

1）控制呼吸道感染，消除炎症：常用庆大霉素、卡拉霉素等抗生素。

2）解除支气管痉挛：常用氨茶碱、沙丁胺醇等。

3）稀释痰液，帮助祛痰：常用 a- 糜蛋白酶等。

4）减轻呼吸道黏膜水肿：常用地塞米松等。

【操作步骤】

步骤	要点与说明
1. 检查雾化器	·使用前检查雾化器各部件是否完好，有无松动、脱落等异常情况
2. 连接雾化器主件与附件	
3. 加冷蒸馏水于水槽内	·水量视不同类型的雾化器而定，要求浸没雾化罐底部的透声膜 ·水槽和雾化罐内切忌加温水或热水，水槽无水时，不可开机，以免损坏机器
4. 加药：将药液用生理盐水稀释至 30～50ml 倒入雾化罐内，检查无漏水后，将雾化罐放入水槽，盖紧水槽盖	·水槽底部的晶体换能器和雾化罐底部的透声膜薄而质脆，易破碎，操作中注意不要损坏
5. 核对：携用物至患者处，核对患者床号、姓名，并解释	·严格执行查对制度，确认患者
6. 开始雾化：①协助患者取舒适卧位；②接通电源，打开电源开关（指示灯亮），预热 3～5 分钟；③调整定时开关至所需时间；④打开雾化开关，调节雾量；⑤将口含嘴放入患者口中（也可用面罩），指导患者做深呼吸	·一般每次定 15～20 分钟 ·水槽内须保持足够的冷水，如发现水温超过 50℃或水量不足，应关机，更换或加入冷蒸馏水 ·连续使用雾化器时，中间需间隔 30 分钟
7. 结束雾化：治疗毕，取下口含嘴，关雾化开关，再关电源开关	
8. 操作后处理：①擦干患者面部，协助其取舒适卧位，整理床单位；②清理用物，放掉水槽内的水，擦干水槽。将口含嘴、雾化罐、螺纹管浸泡于消毒液内 1 小时，再洗净晾干备用，洗手，记录	·记录雾化开始时间及持续时间、患者的反应及效果等

【注意事项】

1. 护士熟悉雾化器性能，水槽内应保持足够的水量（虽有缺水保护装置，但不可在缺水状态下长时间开机）；水温不宜超过 60℃。

2. 注意保护雾化罐底部的透声膜及水槽底部晶体换能器，因透声膜及晶体换能器质脆易破碎，在操作及清洗过程中，动作要轻，防止损坏。

3. 观察患者痰液排出是否困难，若因黏稠的分泌物经湿化后膨胀致痰液不易咳出时，应予以拍背以协助痰液排出，必要时吸痰。

【健康教育】

1. 向患者介绍超声波雾化吸入器的作用原理并教会其正确的使用方法。

2. 教给患者深呼吸的方法及通过深呼吸配合雾化的方法。

二、氧气雾化吸入法

氧气雾化吸入法是借助高速氧气气流，使药液形成雾状，随吸气进入呼吸道的方法。

【目的】

同超声波雾化吸入法。

【操作前准备】

1．评估患者并解释

（1）评估患者的目前病情及治疗情况，用药史。

（2）评估呼吸道情况，如呼吸道是否感染、通畅，有无支气管痉挛、呼吸道黏膜水肿或痰液等。

（3）评估面部及口腔黏膜状况，如有无感染、溃疡。

（4）评估患者的意识状态、自理能力、心理状态及对雾化给药的了解和合作程度。

（5）向患者及其家属解释氧气雾化吸入的目的、方法、注意事项及配合要点。

2．患者准备　患者理解氧气雾化吸入的目的，能积极配合。取舒适体位（卧位或坐位接受雾化治疗）。

3．环境准备　环境安静、整洁，光线、湿温度适宜。

4．护士准备　衣帽整洁，修剪指甲，洗手、戴口罩，熟悉药物的用法及药理作用，熟练使用氧气雾化吸入器，掌握沟通交流技巧。

5．用物准备

（1）氧气雾化吸入器、氧气装置 1 套、弯盘。

1）构造：氧气雾化器的结构，见图 11-16。

2）作用原理：氧气雾化吸入法的基本原理是借助高速气流通过毛细管并在管口产生负压，将药液由接邻的小管吸出；所吸出的药液又被毛细管口高速的气流撞击成细小的雾滴，呈气雾喷出。

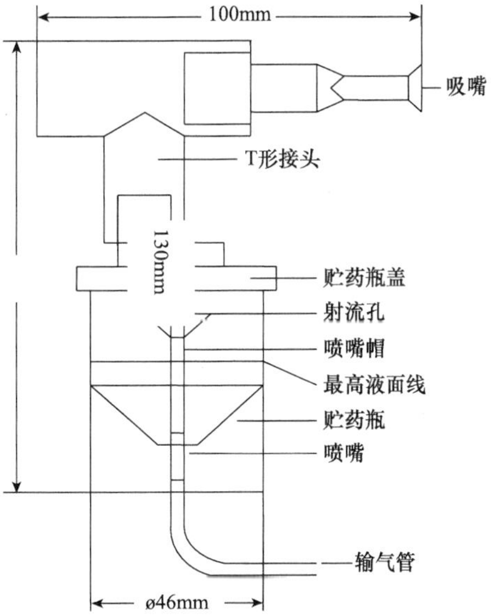

图 11-16 （射流式）氧气雾化器

（2）按医嘱备药：同超声波雾化吸入法。

【操作步骤】

步骤	要点与说明
1．检查氧气雾化吸入器，遵医嘱将药液稀释至 5ml，注入雾化器的药杯内	·使用前检查雾化吸入器连接是否完好，有无漏气
2．核对：携用物至患者床旁，核对患者床号、姓名	·确认患者
3．连接：连接雾化器接气口与氧气装置的橡皮管口	·氧气湿化瓶内勿放水，以免液体进入雾化吸入器内使药液稀释
4．调节氧气流量	·氧气流量一般为 6～8L/min
5．开始雾化：指导患者手持雾化器，将吸嘴放入口中紧闭口唇深吸气，用鼻呼气，如此反复，直至药液吸完为止	·深长吸气，使药液充分到达细支气管和肺内，屏气 1～2 秒，再轻松呼气，可提高治疗效果 ·操作中，严禁接触烟火和易燃品

续表

步骤	要点与说明
6．结束雾化：取出雾化器，关闭氧气开关	
7．操作后处理：协助清洁口腔，取舒适卧位，整理床单位，清理用物，洗手，记录	·一次性雾化吸入器用后按规定消毒处理备用 ·记录雾化开始时间及持续时间、患者的反应及效果等

【注意事项】

1．正确使用供氧装置，注意用氧安全，室内应避免火源；氧气湿化瓶内勿放水，以免液体进入雾化器内使药液稀释影响疗效。

2．观察及协助排痰，注意观察患者痰液排出情况，如痰液仍未咳出，可予以拍背、吸痰等方法协助排痰。

3．使用雾化器时，应取下湿化瓶。

【健康教育】

1．向患者介绍氧气雾化吸入器的作用原理并教会其正确的使用方法。

2．教给患者深呼吸的方法及用深呼吸配合雾化的方法。

三、手压式雾化吸入器雾化吸入法

手压式雾化吸入器雾化吸入法是利用拇指按压雾化器顶部，使药物从喷嘴喷出，形成雾滴，作用于口腔及咽部气管、支气管黏膜而被其吸收的治疗方法。

【目的】

主要通过吸入拟肾上腺素类药、氨茶碱或沙丁胺醇等支气管解痉药，以改善通气功能，解除支气管痉挛，适用于支气管哮喘、喘息性支气管炎的对症治疗。

【操作前准备】

1．评估患者并解释

（1）评估患者的目前病情及治疗情况，用药史。

（2）评估呼吸道情况，如呼吸道是否感染、通畅，有无支气管痉挛、呼吸道黏膜水肿、痰液等。

（3）评估面部及口腔黏膜状况，如有无感染、溃疡。

（4）评估患者的意识状态、自理能力、心理状态及对雾化给药的了解和合作程度。

（5）向患者及其家属解释手压式雾化吸入器雾化吸入的目的、方法、注意事项及配合要点。

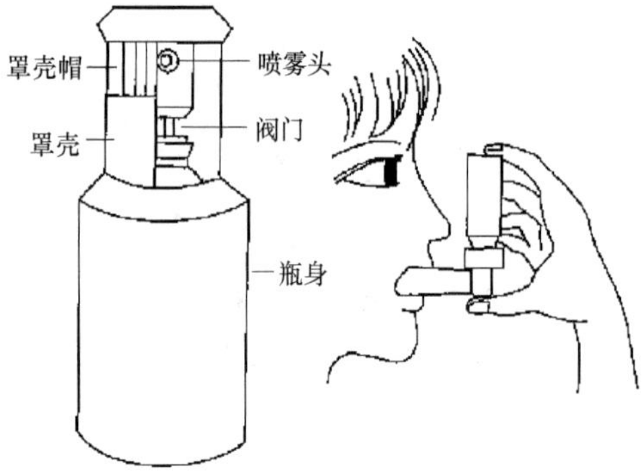

图 11-17　手压式雾化吸入器雾化吸入法

2．患者准备　患者理解手压式雾化吸入器雾化吸入的目的，能积极配合。取舒适体位。

3．环境准备　环境安静、整洁，光线且湿温度适宜。

4．护士准备　衣帽整洁，修剪指甲，洗手、戴口罩，熟悉药物的用法及药理作用，熟练使用手压式雾化吸入器，掌握沟通交流技巧。

5．用物准备

（1）手压式雾化器（图 11-17）：手压式雾化吸入器内含药液，药液通常预置于雾化器的高压送雾器中。将雾化器倒置，用拇指按压雾化器顶部时，阀门打开，药液便快速从喷嘴喷出，80% 形成药雾，到达口腔、咽部、气管，经黏膜吸收。

（2）按医嘱备药：同超声波雾化吸入法。

【操作步骤】

步骤	要点与说明
1. 遵医嘱准备手压式雾化吸入器	·使用前检查雾化器是否完好
2. 核对解释：携用物到患者床旁，核对患者床号、姓名，并解释	·严格执行查对制度，确认患者
3. 取下雾化器保护盖，充分摇匀药液	
4. 开始雾化：①协助患者取舒适卧位；②将雾化器倒置，接口端放入双唇间，平静呼气；③吸气开始时按压气雾瓶顶部，使之喷药，深吸气、屏气、呼气，反复 1～2 次	·紧闭口唇 ·尽可能延长屏气时间（最好能坚持 10 秒左右），然后呼气
5. 结束雾化：取出雾化器	
6. 操作后处理：协助患者清洁口腔，取舒适卧位，整理床单位，清理用物，洗手，记录	·喷雾器使用后放在阴凉处（30℃以下）保存。其塑料外壳应定期用温水清洁 ·记录雾化开始时间及持续时间、患者的反应及效果等

【注意事项】

1. 严格执行查对制度，遵守消毒隔离原则，喷雾器使用后应放置阴凉处保存，外壳定期清洁。

2. 使用前检查雾化器各部件是否完好，有无松动、脱落等异常情况。

3. 药液随着深吸气的动作经口腔吸入，尽可能延长屏气时间，然后呼气。

4. 每次 1～2 喷，两次使用间隔时间不少于 3～4 小时。

【健康教育】

1. 指导患者或家属正确使用手压式雾化吸入器给药方法。

2. 教会患者正确评价疗效，当疗效不满意时，不能随意增加或减少喷药的次数和每喷用量，以免加重不良反应。

3. 帮助患者分析并解释引起呼吸道痉挛的原因和诱因，指导其选择适宜的运动，增强体质，预防呼吸道感染。

四、压缩雾化吸入法

压缩雾化吸入法是利用压缩空气将药液变成细微的气雾（直径 3μm 以下），使药物直接被吸入呼吸道的一种治疗方法。

【目的】

1. 改善通气功能，解除支气管痉挛。

2. 预防、控制呼吸道感染。

3. 稀释痰液，促进咳嗽。

【操作前准备】

1. 评估患者并解释

（1）评估患者的目前病情及治疗情况，用药史。

（2）评估呼吸道情况，如呼吸道是否通畅、有无感染，有无支气管痉挛、呼吸道黏膜水肿、痰液等。

（3）评估面部及口腔黏膜状况，如有无感染、溃疡。

（4）评估患者的意识状态、自理能力、心理状态及对雾化给药的了解和合作程度。

（5）向患者及其家属解释压缩雾化吸入的目的、方法、注意事项及配合要点。

2. 患者准备 患者理解压缩雾化吸入的目的，能积极配合。取舒适体位。

3. 环境准备 环境安静、整洁，光线、湿温度适宜。

4. 护士准备 衣帽整洁，修剪指甲，洗手、戴口罩，熟悉药物的用法及药理作用，熟练使用压缩雾化吸入器，掌握沟通交流技巧。

5. 用物准备

（1）压缩雾化吸入器装置

1）构造：① 空气压缩机。通电后可将空气压缩。其面板上有电源开关、过滤器及导管接口。② 喷雾器。其下端有空气导管接口与压缩机相连，上端可安装进气活瓣（如使用面罩，则不用安装进气活瓣），中间部分为药皿，用于盛放药液。③ 口含器。带有呼气活瓣。

2）作用原理：空气压缩机通电后输出的电能将空气压缩，压缩空气作用于喷雾器内的药液，使药液表面张力破坏而形成细微雾滴，通过口含器随患者的呼吸进入呼吸道。

（2）按医嘱备药：同超声波雾化吸入法。

（3）其他用物：弯盘、纱布、治疗巾和电源插座。

【操作步骤】

步骤	要点与说明
1. 检查并连接雾化器的电源，关上开关	·使用前检查雾化器各部件是否完好
2. 加水：水槽内加冷蒸馏水至浸没雾化罐底部的透声膜	·水量视不同类型的雾化器而定
3. 加药：将药液用生理盐水稀释至30～50ml倒入雾化罐内不超过规定刻度，检查无漏水后，与压缩机相连（将雾化器放入水槽，盖紧水槽盖）	
4. 核对解释：携用物至患者床旁，查对患者床号、姓名，并解释	·严格执行查对制度，确认患者
5. 铺治疗巾：协助患者取舒适卧位，铺一次性治疗巾于患者颌下	
6. 开始雾化：接通电源，打开压缩机电源开关（指示灯亮）调整定时开关至所需时间，打开雾化开关，调节雾量大小，将口含嘴放入患者口中或将面罩妥善固定，嘱患者包紧口含器，指导患者做深呼吸	·一般每次定时15～20分钟，雾量大小可随患者的需要和耐受情况适当调节，过大会使患者不适，过小则达不到治疗效果 ·深呼吸可以帮助药液到达呼吸道深部，更好地发挥作用
7. 结束雾化：治疗毕，取下口含嘴或面罩，关闭雾化开关，再关闭电源开关	·观察雾化吸入的治疗效果
8. 操作后处理：擦干患者面部，协助其取舒适卧位，整理床单位，清理用物，洗手，记录	·协助患者翻身叩背，促进痰液排出 ·放掉水槽内的水，擦干水槽，将口含嘴、雾化罐、螺纹管浸泡于消毒液内1小时，再洗净晾干备用 ·严格按消毒隔离原则清理用物，定期检查压缩机的空气过滤器内芯 ·记录雾化开始时间及持续时间、患者的反应及效果等

【注意事项】

1. 使用前检查电源电压是否与压缩机吻合。

2. 压缩机放置在平整稳定的物体上，勿放于地毯或毛织物等柔软物品上。

3. 治疗过程中密切观察患者的病情变化，出现不适可做适当休息或平静呼吸；如有痰液嘱患者咳出，不可咽下。

4. 定期检查压缩机的空气过滤器内芯，喷雾器要定期清洗，发现喷雾嘴堵塞，应反复清洗或更换。

【健康教育】

1. 向患者及其家属介绍雾化吸入的相关知识，指导其正确地吸入药物，使药液充分到达呼吸道深部，更好地发挥疗效。

2. 指导患者雾化后正确咳嗽，以促进痰液的排出，减轻呼吸道感染症状。

3. 指导患者及其家属了解有关预防呼吸道疾病发生的相关知识。

第五节　局部给药法

除了前文介绍的主要给药途径以外，根据各专科特殊治疗的需要，还可采用以下局部用药方法。

一、滴　药　法

滴药法是将药液滴入眼、耳或鼻等处的给药方法。

【目的】

通过滴药可以使药液达到局部或全身，起到治疗作用，或做某些诊断检查的目的。

【操作前准备】

1. 评估患者并解释

（1）评估患者的病情及治疗情况。

（2）评估患者的心理状态与合作程度。

（3）评估患者眼、耳、鼻是否有肿胀、炎症等异常情况。

（4）向患者及其家属解释滴药的目的、方法、注意事项及配合要点。

2. 患者准备　患者了解操作的目的、方法及注意事项，并配合。

3. 环境准备　环境整洁、安静且光线适宜。

4. 护士准备　着装整洁，洗手并戴口罩。

5. 用物准备　弯盘、滴管或盛有药液的滴瓶、药液（按医嘱备）、消毒干棉球、医嘱单、小毛巾、一次性治疗碗、一次性治疗巾。

【操作步骤】

步骤	要点与说明
1. 核对患者床号、姓名，并向患者解释操作的目的及操作过程	·确认及评估患者，并使其建立安全感，取得合作
2. 洗手	·防止交叉感染
3. 按医嘱准备药液	

续表

步骤	要点与说明
4．将用物备齐携至患者处，查对	·认真执行查对制度
5．给药	
▲滴眼药术	·将药液滴入结膜囊，起到杀菌、收敛、消炎、麻醉、扩瞳、缩瞳等作用
（1）协助患者取仰卧位或坐位，头略后仰，操作者站于患者身旁或身前	
（2）用干棉球拭去眼分泌物，嘱患者眼向上视	
（3）左手取一干棉球置于欲滴入药液侧眼的下眼睑处，并用示指固定上眼睑，拇指将下眼睑轻轻向下牵拉	·一般先滴右眼后滴左眼，以免错滴。若左眼病轻，则先左后右，以免交叉感染 ·向下牵拉下眼睑，以暴露结膜下穹隆部
（4）右手持滴瓶或滴管，以小指固定于患者前额上	·避免滴瓶晃动而刺伤患者的眼睛
（5）滴瓶口距眼睑1～2cm，将药液滴入结膜下穹隆中央1滴（图11-18）	·滴瓶与眼距离不可过远，以免药液滴下时压力过大；不可过近，以免滴管触及患者眼睛而被污染 ·角膜为眼结构中最敏感的部位，故不可将药直接滴于角膜上 ·正常结膜囊容量为0.02ml，故滴入药液1滴即可，以免药液外溢 ·易沉淀的混悬液应摇匀后再滴，以免影响药效
（6）涂眼药膏者，则将眼药膏挤入下穹隆部1cm左右长度（图11-19），最后以旋转方式将药膏膏体离断	·若眼药水与涂眼药膏同用时，应先滴药水后涂眼药膏 ·若数种药物同用时，必须间隔2～3分钟，并先滴刺激性弱的药，后滴刺激性强的药
（7）轻提上眼睑，覆盖眼球，并嘱患者闭双眼，转动眼球	·使药液充满整个结膜囊内
（8）以干棉球拭去外溢的药水，并用棉球压迫泪囊区2～3分钟	·以免某些药液经泪囊流至鼻腔被吸收引起全身反应 ·角膜有溃疡、眼部有外伤或眼球术后，滴药后不可压迫眼球，也不可拉高上眼睑
▲滴鼻药术	·将药液滴入鼻腔，起到消炎、减轻鼻塞等症状的作用
（1）嘱患者先排出鼻腔内分泌物，清洁鼻腔	
（2）协助患者取合适卧位 1）仰头位：在患者肩下垫枕，使患者头垂直后仰或头悬垂于床缘，前鼻孔向上 2）侧头位：嘱患者向患侧卧，肩下垫枕，使头偏向患侧并下垂	·适用于单侧鼻窦炎或伴有高血压者 ·侧卧位应将药液滴入下方鼻孔
（3）操作者手持一干棉球，一手指轻推鼻尖，暴露鼻腔，另一手持滴瓶距鼻孔2cm处向鼻孔滴入药液，每侧2～3滴（图11-20）	·滴管不可触及鼻孔，以免污染
（4）轻捏鼻翼或嘱患者头部略向两侧轻轻摇动	·使药液分布均匀并到达鼻窦口，充分发挥作用
（5）保持原位3～5分钟，然后捏鼻坐起	
▲滴耳药术	·将药液滴入耳道，发挥作用
（1）协助患者取侧卧位，患耳向上；或取坐位，头偏向一侧肩部，使患耳向上；用小棉签清洁外耳道	·若系软化耵聍则不必清洁耳道

续表

步骤	要点与说明
（2）操作者一手持干棉球，向上向后轻提患者耳郭，使耳道变直	·3 岁以下小儿，则向下向后牵拉耳垂
（3）另一手持滴管，手腕固定在患者额头上，将药液自外耳孔顺耳后壁缓缓滴入 3～5 滴，并轻轻提耳郭或在耳屏上加压，使气体排出，药液易流入；将棉球塞入外耳道口（图 11-21）	·以防患者移动时，滴管不慎插入耳道而造成损伤 ·勿将药液直接滴在耳鼓膜上 ·软化耵聍者，滴入药量以不溢出耳道为度；滴药后发现耳部发胀不适，应向患者做好解释；两侧均有耵聍时不宜同时进行 ·若是昆虫类异物进入耳道，可选用油类药液，滴后 3 分钟便可取出
（4）嘱患者保持原位 3～5 分钟	·使药液保留于耳道内
（5）用棉球拭去外流的药液	·耳内不必擦拭
6．观察滴药后患者的情况，整理床单位	
7．回治疗室清理用物、洗手，必要时做记录	

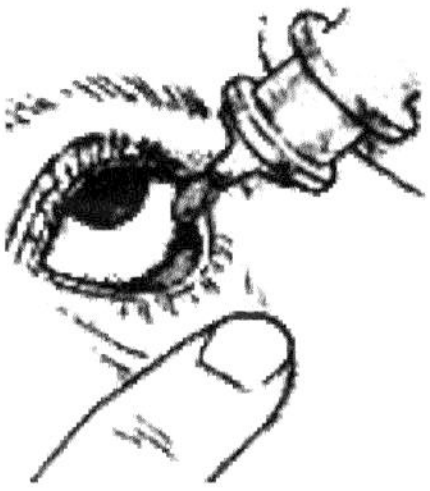
图 11-18　滴眼液

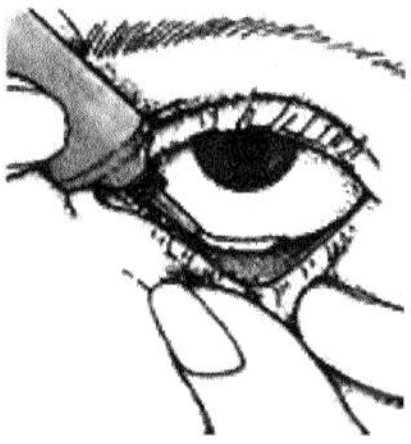
图 11-19　涂眼药膏

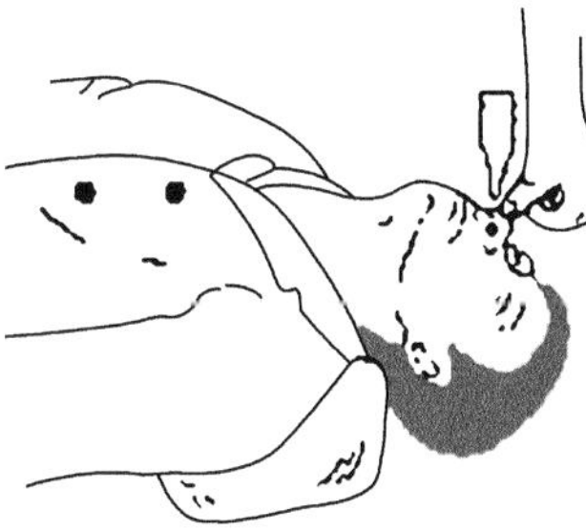
图 11-20　滴鼻液

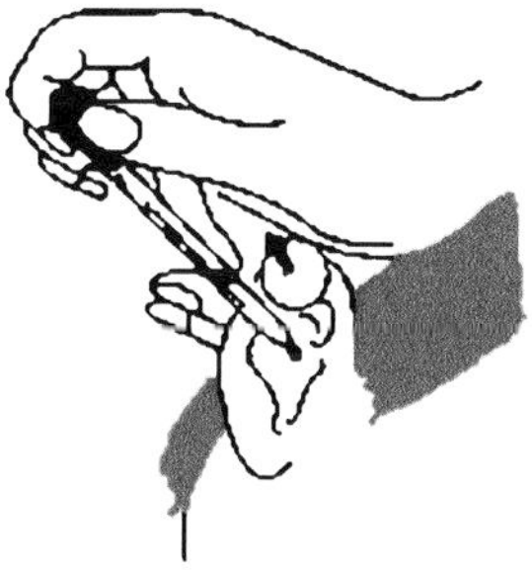
图 11-21　滴耳液

二、插　入　法

插入法的常用药物栓剂包括直肠栓剂和阴道栓剂，栓剂是药物与适宜基质制剂的供腔道给药的固体制剂，其熔点约为 37℃，插入体腔后缓慢融化而产生药效。

（一）直肠栓剂插入法

【目的】

1．直肠插入甘油栓，软化粪便，以利排出。

2．栓剂中有效成分被直肠黏膜吸收，而达到全身治疗作用，如解热镇痛栓剂。

【操作前准备】

1. 评估患者并解释　病情和用药的需要，患者用药的自理能力，对用药计划的了解、认识和合作程度。向患者解释用药的目的和用药后需平卧的时间。

2. 患者准备　能积极配合，取舒适体位。

3. 环境准备　需要时用屏风遮挡，拉好窗帘。

4. 护士准备　衣帽整洁，修剪指甲，洗手、戴口罩，熟悉药物的用法及药理作用，掌握沟通交流技巧。

5. 用物准备　直肠栓剂，指套或手套，卫生纸。

【操作步骤】

步骤	要点与说明
1. 携用物至患者床旁，核对患者的床号、姓名，并解释	·认真执行查对制度 ·确认患者
2. 协助患者取侧卧位，膝部弯曲，暴露肛门	
3. 戴上指套或手套	·避免污染手指
4. 让患者张口深呼吸，尽量放松	·使肛门括约肌松弛
5. 将栓剂插入肛门，并用示指将栓剂沿直肠壁朝脐部方向送入 6～7cm（图 11-22）	·必须插至肛门内括约肌以上，并确定栓剂靠在直肠黏膜上；若插入粪块，则不起作用
6. 置入栓剂后，保持侧卧位 15 分钟。若栓剂滑脱肛门外，应予重新插入	·防止栓剂滑脱或融化后渗出肛门外 ·确保用药疗效
7. 操作后处理：协助患者穿裤，取舒适体位，整理床单位。清理用物，洗手，记录	·不能下床者，将便器、卫生纸、呼叫器放于患者易取处 ·注意观察药物疗效

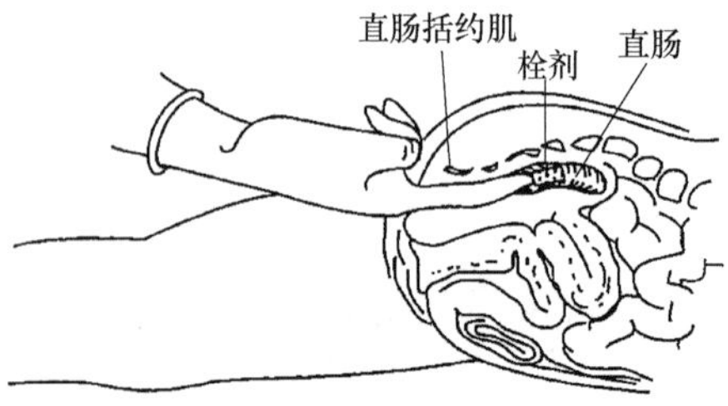

图 11-22　直肠栓剂插入法

【注意事项】

1. 严格执行查对工作。

2. 注意保护患者隐私部位。

3. 指导患者放松及配合的方法，采取提高用药效果的措施。

【健康教育】

教会患者自行操作的方法，说明在置入药物后至少侧卧 15 分钟的目的。

（二）阴道栓剂插入法

【目的】

自阴道插入栓剂，以起到局部治疗的目的，如插入消炎、抗菌类药物治疗阴道炎。

【操作前准备】

1. 评估患者并解释

（1）评估病情及对用药计划的了解。

（2）评估对隐私部位用药的接受程度和配合治疗情况，用药的自理能力。

（3）向患者及其家属解释操作的目的、方法、注意事项及配合要点。

2. 患者准备　了解用药的目的，掌握放松和配合的方法。

3. 环境准备　必要时用屏风遮挡，拉好窗帘。

4．护士准备　衣帽整洁，修剪指甲，洗手、戴口罩，熟悉药物的用法及药理作用，掌握沟通交流技巧。

5．用物准备　阴道栓剂，栓剂置入器或手套，卫生棉垫。

【操作步骤】

步骤	要点与说明
1．携用物至患者床旁，核对患者的床号、姓名，并解释	·认真执行查对制度 ·确认患者
2．协助患者取屈膝仰卧位，双腿外展暴露会阴部，铺一次性治疗巾于会阴下	
3．一手戴上指套或手套取出栓剂	·避免污染手指
4．嘱患者张口深呼吸，尽量放松	
5．利用置入器或戴上手套将栓剂沿阴道下后方轻轻送入 5cm，达阴道穹隆（图 11-23）	·必须确定阴道口后才能置药，避免误入尿道 ·成年女性阴道长约 10cm，必须置入 5cm 以上深度，以防滑出
6．嘱咐患者至少平卧 15 分钟，以使药物扩散至整个阴道组织，利于药物吸收	·确保用药效果
7．操作后处理：取出一次性治疗巾，为避免药物或阴道渗出物弄污内裤，可使用卫生棉垫，协助患者取舒适卧位。整理床单位及用物，洗手，记录	·如患者愿意自己操作，可教其方法，以便自行操作

【注意事项】

1．严格执行查对工作。

2．注意保护患者隐私部位。

3．准确判断阴道口，必须置入足够深度。

4．做好提高用药效果的措施。

【健康教育】

嘱患者在置入药物后，至少平卧 15 分钟，并指导患者在治疗期间避免性生活，同时教会患者自行操作的方法。

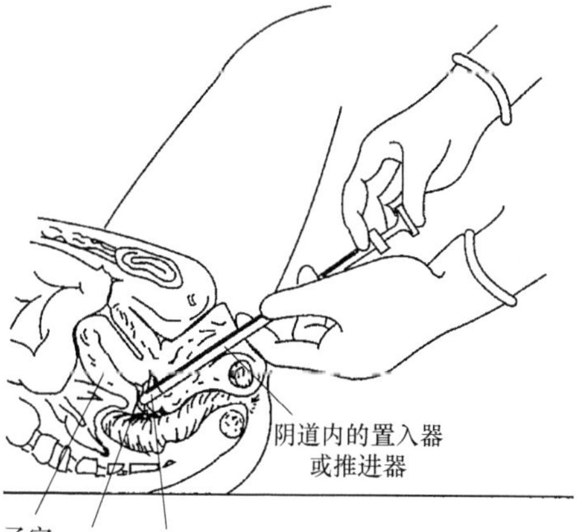

图 11-23　阴道栓剂插入法

三、皮肤给药法

【目的】

皮肤给药法是将药物直接涂于皮肤，以起到局部治疗的作用。皮肤用药有溶液、油膏、粉剂、糊剂等多种剂型。

【操作前准备】

1．评估患者并解释

（1）评估局部皮肤情况。

（2）评估对局部用药计划的了解、认识和合作程度，皮肤用药的自理能力。

（3）向患者及其家属解释操作的目的、方法、注意事项及配合要点。

2．患者准备　了解用药的目的和注意事项，清洁局部皮肤。

3．环境准备　需要时用屏风遮挡，拉好窗帘。

4．护士准备　衣帽整洁，修剪指甲，洗手、戴口罩，熟悉药物的用法及药理作用，掌握沟通交流技巧。

5．用物准备　皮肤用药、棉签、弯盘，需要时备清洁皮肤用物。

【操作步骤】

1．涂搽药物前先用温水与中性肥皂清洁皮肤，如有皮炎则仅用清水清洁。

2．根据药物剂型的不同，采用相应的护理方法。

（1）溶液剂：一般为非挥发性药物的水溶液，如3%硼酸溶液、利凡诺溶液，具有清洁、收敛、消炎等作用。主要用于急性皮炎伴有大量渗液或脓液者。方法为用一次性治疗巾垫于患处下面，用钳子夹持蘸湿药液的棉球洗抹患处，至清洁后用干棉球抹干。亦可用湿敷法给药。

（2）糊剂：为含有多量粉末的半固体制剂，如氧化锌糊、甲紫糊等，具有保护受损皮肤、吸收渗液和消炎等作用。适用于亚急性皮炎、有少量渗液或轻度糜烂者。方法为用棉签将药糊直接涂于患处，药糊不宜涂得太厚，也可将糊剂涂在纱布上，然后贴在受损皮肤处，外加包扎。

（3）软膏：为药物与适宜基质制成有适当稠度的膏状制剂，如硼酸软膏、硫酸乳膏等，具有保护、润滑和软化痂皮等作用。一般用于慢性增厚型皮损。方法为用搽药棒或棉签将软膏涂于患处，不必过厚，如为角化过度的皮损，应略加摩擦，除用于溃疡或大片糜烂受损皮肤处，一般不需包扎。

（4）乳膏剂：为药物与乳剂制成的软膏。分霜剂如樟脑霜和脂剂如尿素脂两种。具有止痒、保护、消除轻度炎症的作用。方法为用棉签将乳膏剂涂于患处，禁用于渗出较多的急性皮炎。

（5）酊剂和醑剂：不挥发性药物的乙醇溶液为酊剂，如碘酊；挥发性药物的乙醇溶液为醑剂，如樟脑醑。两者均具有杀菌、消毒、止痒等作用。适用于慢性皮炎苔藓样变。方法为用棉签蘸药涂于患处，注意因药物有刺激性，不宜用于有糜烂面的急性皮炎，黏膜及眼、口的周围。

（6）粉剂：为一种或数种药物的极细粉末均匀混合制成的干燥粉末样制剂，如滑石粉、痱子粉等。能起到干燥、保护皮肤的作用。适用于急性或亚急性皮炎而无糜烂渗液的受损皮肤。方法为将药粉均匀地扑撒在受损皮肤处。注意粉剂多次应用后常有粉块形成，可用生理盐水湿润后除去。注意观察用药后局部皮肤反应并了解患者的主观感觉（如痒感是否减轻或消除），动态评价用药效果。

【注意事项】

1．注意观察用药后局部皮肤反应情况，尤其注意对小儿和老年患者的观察。

2．了解患者对局部用药处的主观感觉，并有针对性地做好解释工作。

3．动态评价用药效果，并实施提高用药效果的措施。

【健康教育】

说明用药的目的，在了解患者对用药有顾虑的基础上进行针对性解释，并强调相应剂型用药的注意点。

四、舌下给药

舌下给药即使药物通过舌下口腔黏膜丰富的毛细血管吸收，可避免对胃肠刺激，吸收不全和首过清除作用，而且生效快。如目前常用的硝酸甘油片剂，舌下含服一般2～5分钟即可发挥作用，用药后患者心前区压迫感或疼痛感可减轻或消除。

指导患者此类药物应放在舌下，让其自然溶解吸收，不可嚼碎吞下，否则会影响药效。

临床模拟情境讨论 患者，周某，女，18 岁。近 1 周因天气突然变冷受凉引起咳嗽，咽喉肿痛，自行服用感冒药 4 天后，咳嗽加剧，咽喉肿痛，面红，呼吸急促，来医院就诊。接诊护士测其体温为 39.1℃，经门诊初步检查诊断为重度感冒而入院。

情境 1： 下午患者在家人的陪同下进入病区，责任护士安置好患者后准备对她进行入院护理体检时，发现患者正在服用自带的咳嗽糖浆，服了咳嗽糖浆后，又喝了一杯开水。

讨论题：

1. 你认为患者服用咳嗽糖浆的方法是否正确？（请结合口服给药的注意事项进行讨论）

2. 作为责任护士，应如何对患者及其家属做好正确服用咳嗽糖浆类药物的健康教育？（请结合口服给药的护理进行讨论）

参 考 文 献

[1] 白继荣．护理学基础．北京：北京医科大学、中国协和医科大学联合出版社，2003.
[2] 陈松壮，吴晓萍．批判性思维的护理教学进展——国外医学护理学分册，2000，19（11）：500-502.
[3] 陈永强．《2010 年国际心肺复苏和心血管急救指南及治疗建议》解析．中华护理杂志，2011，46（3）：318.
[4] 耿莉华．医院感染控制指南．北京：科学技术文献出版社，2004.
[5] 黄芳，史平．基础护理学实验教程．杭州：浙江大学出版社，2009.
[6] 姜安丽．护理理论．北京：人民卫生出版社，2009.
[7] 姜安丽．新编护理学基础．北京：人民卫生出版社，2008.
[8] 姜安丽，李树贞．护理教育学．北京：高等教育出版社，2002.
[9] 李小寒，尚少梅．基础护理学．北京：人民卫生出版社，2017.
[10] 李小妹．护理学导论．第 2 版．北京：人民卫生出版社，2010.
[11] 李小平．基础护理学．北京：人民卫生出版社，2008.
[12] 梁涛，郭爱敏．临床护理学．北京：中国协和医科大学出版社，2002.
[13] 梁珍红．基础护理学．北京：高等教育出版社，2011.
[14] 牟善芳，李平，赵惠．护理学理论基础．广州：广东科技出版社，2005.
[15] 王道庄．心肺复苏的发展争论与展望．北京：人民卫生出版社，2007.
[16] 王建荣，张雅君．基本护理技术操作规程与图解．北京：人民军医出版社，2003.
[17] 殷磊．护理学基础．北京：人民卫生出版社，2003.
[18] 章晓辛．护理学基础．杭州：浙江科学技术出版社，2004.